补阳还少有仙方
——还少胶囊研究与应用

主编 周 浓 邹隆琼

全国百佳图书出版单位
中国中医药出版社
·北 京·

图书在版编目（CIP）数据

补阳还少有仙方：还少胶囊研究与应用 / 周浓，邹隆琼主编 . —北京：
中国中医药出版社，2021.7
ISBN 978 - 7 - 5132 - 6956 - 8

Ⅰ . ①补… Ⅱ . ①周… ②邹… Ⅲ . ①方剂—中药配伍—研究
Ⅳ . ① R289.1

中国版本图书馆 CIP 数据核字（2021）第 079606 号

中国中医药出版社出版

北京经济技术开发区科创十三街 31 号院二区 8 号楼
邮政编码　100176
传真　010 - 64405721
保定市中画美凯印刷有限公司印刷
各地新华书店经销

开本 787 × 1092　1/16　印张 12　字数 221 千字
2021 年 7 月第 1 版　2021 年 7 月第 1 次印刷
书号　ISBN 978 - 7 - 5132 - 6956 - 8

定价　59.00 元
网址　www.cptcm.com

服 务 热 线　010-64405720
购 书 热 线　010-89535836
维 权 打 假　010-64405753

微信服务号　zgzyycbs
微商城网址　https：//kdt.im/LIdUGr
官 方 微 博　http：//e.weibo.com/cptcm
淘宝天猫网址　http：//zgzyycbs.tmall.com

如有印装质量问题请与本社出版部联系（010 - 64405510）

《补阳还少有仙方——还少胶囊研究与应用》
编委会

编写说明

还少胶囊是中医药学著名方剂还少丹的现代制剂，源于宋代名医洪遵的《洪氏集验方》中的古方"还少丹"，还少丹从诞生至今已有八百多年。在八百多年的历史进程中，中医药学家从理论与实践出发对还少丹进行了全面、不间断的研究，积累了大量的理论研究成果与使用经验。时至今日，中医药学界对还少丹的研究热情依然不减，就连许多现代医药学家也加入到研究队伍中来，他们运用多种先进的科技手段，使这一古老的中医名方得到了新的诠释与开发，不断焕发出新的生机。

还少胶囊精选熟地黄、山药、山茱萸、五味子等15味道地药材，既滋补肾阴，又能温助肾阳，具有阴阳双补之效，同时养肝补心，且药性平和，不温不燥，不寒不腻，安全高效。该方有温肾补脾、养血益精之功效，临床常用于脾肾虚损、腰膝酸痛、阳痿遗精、耳鸣目眩、精血亏耗、机体瘦弱、食欲减退、牙根酸痛等病症，还可应用于男性不育、女性不孕、内分泌失调、人体免疫力低下、注意力不集中、精神萎靡不振、睡眠质量差等方面。其疗效显著，使用方便，毒副作用小，价格实惠，是人民群众防病、治病的常备中成药之一。

还少丹已有八百多年历史，历经几朝为当时医学家所传承，研究还少丹要首先全面掌握古人在这八百多年中积累的理论与实践经验。然而，古人对还少丹的理论研究与应用经验均散落记载在历史长河的众多医学著作之中，从浩瀚的医学古籍中全面收集、整理古人的经验是一项艰苦而细致的工作，本书在此方面做出了巨大的努力。我们对涉及还少丹的医案、方论、方剂适应证及其扩展变化等古人的研究成果，进行了全面地收集整理，还在上述文献研究基础上，在还少丹的产生渊源、方名演化、同名方剂等方面进行了梳理探讨。

当前，随着人民群众生活节奏的加快，中成药的需求量日益增加。还少丹的现代制剂还少胶囊稳定而显著的治疗效果引起了医学界的广泛关注与研究，这些研究主要体现在以下几个方面：①临床应用研究。当前无论中医学界还是西医学界，都有学者对还少胶囊的临床应用进行研究，并取得了诸多成果。本书对还少胶囊的现代临床应用情况，进行了全面收集与梳理，并按照现代西医临床疾病分类标准将文献资料进行分类，使读者能够一目了然地掌握还少胶囊在某一类疾病中的应用情况。②药理学研究。还少胶囊卓越的临床疗效，激发了众多专家学者对其作用及作用机理进行研究，而这些研究大多数是在疾病基础上进行的。为此，我们以临床疾病为中心，将药理学方面的研究文献进行整理，使读者可以清楚了解还少胶囊现代药理研究进展，了解还少胶囊在不同疾病中的治疗作用与作用机理。③药物质量监控研究。良好的药品质量是还少胶囊良好疗效的基础保障。本书对组成还少胶囊的15 种中药材（熟地黄、山药、枸杞子、山茱萸、五味子、牛膝、楮实子、杜仲、巴戟天、小茴香、肉苁蓉、远志、石菖蒲、茯苓、大枣）的质量控制与还少胶囊整方的质量监控问题，也进行了系统的总结研究。需要说明的是，在现代临床研究和药理研究过程中，有些专家学者将还少胶囊改为汤剂或其他剂型，由于中医方剂的剂型变化并不能改变方剂的基本功能，因此本书为了编写方便，在章节名称中统一使用中医传统称谓"还少丹"。

为继承我国中医药的传统文化，更好地发挥中医药特色与优势，扩大中医药的影响，重庆三峡学院、重庆三峡云海药业股份有限公司、重庆三峡医药高等专科学校、四川大学华西医院、南通市中医院、大理大学等单位携手合作，组织相关专家，收集相关资料，对还少胶囊进行了科学、全面、系统的研究整理、归纳和总结，并付诸文字，以期为中医药科研人员、临床医生、普通患者提供参考。

本书在各位编者的辛勤耕耘下编写而成，感谢三峡库区道地药材绿色种植与深加工重庆市工程实验室（重庆三峡学院）在经费方面予以支持，中国中医药出版社的大力支持和指导，以及相关单位和领导的关心和帮助，在此一并致以诚挚的谢意！本书在编写过程中参考了众多的书籍及文献资料，由于篇幅原因，未能一一列出，谨向原作者和出版单位致以衷心的谢意！

本书虽进行了反复审改，由于时间仓促及编者水平有限，在材料的收集和内容的展示上，难免存在不足之处，恳请专家、同道和广大读者赐教雅正，以待再版时加以修改补充，不断完善提高。

编者
2021 年 3 月 27 日于重庆万州

目 录

补阳还少有仙方——还少胶囊研究与应用

第一章　成方源流

第一节　方剂来源与名称演化

一、方剂来源

　　方剂，"方"指医方，"剂"古作"齐"，指调剂，方剂就是治病的药方。中国古代很早就已使用单味药物治疗疾病。经过长期的医疗实践，又学会将几种药物配合起来，经过煎煮制成汤液，即是最早的方剂。方剂一般由君药、臣药、佐药、使药四部分组成。《神农本草经》记载："上药一百二十种为君，主养命……中药一百二十种为臣，主养性……下药一百二十种为佐使，主治病……用药须合君臣佐使。"现代科学技术为方剂的临床应用、实验研究和剂型研制等提供了有利条件。在应用方面，针对现代临床的多发病、常见病，根据中医辨证论治的特点，广泛使用古今方剂，其中还少胶囊便是古代方剂与现代科技相结合的产物。

　　"还少"方剂最早记载于南宋，经查阅，南宋时期有三部医学典籍记载"还少"方剂，分别是洪遵的《洪氏集验方》、杨倓的《杨氏家藏方》以及杨士瀛的《仁斋直指方论》。据洪遵的《洪氏集验方》卷一中记载："西川罗赤脚仙还少丹，大补心肾脾胃，一切虚损，神志俱耗，筋力顿衰，腰脚沉重，肢体倦怠，血气羸之，小便混浊。干山药，牛膝（酒浸一宿，焙干），以上各味一两半；山茱萸，白茯苓（去皮），五味子，肉苁蓉（酒浸一宿，焙干），石菖蒲，巴戟（去心），远志（去心），杜仲（去粗皮，用生姜汁并酒合和，涂炙令熟），楮实，舶上茴香，以上各味一两；枸杞子，熟、干地黄，以上各味半两。上捣罗为末，炼蜜，入枣肉为丸，如梧桐子人。每服三十丸，温酒、盐汤下，日进三服，皆食空时。"可以看出，此方剂共介绍了15味中药，其制作手法和治疗病症都有非常详尽的描述，后世医学家多在他的基础上改进整理。

　　杨倓在《杨氏家藏方》中记载："还少圆，大补本气体虚，及脾胃怯弱，心松恍惚，精神昏愦，气血凝滞，饮食无味，肌瘦体倦，目暗耳聋。干山药一两半、牛膝（酒浸一宿，焙干）一两半、白茯苓（去皮）、山茱萸、楮实、杜仲（去粗皮，生姜汁和酒炙乏香熟）、五味子、巴戟（去心）、肉苁蓉（酒浸一宿，切、焙干）、远志（去心）、茴香，九味各一两；石菖蒲、熟干地黄（洗焙）、枸杞子，三味各半两。右件为细末，炼蜜入蒸熟，去皮核枣肉和匀，丸如梧桐子大。每服五十丸，空心、食前，温酒、盐汤下，日三服。"

杨士瀛在《仁斋直指方论》卷九中记载："还少丹，补虚劳，益心肾，生精血。山药（炮）、牛膝（酒浸，焙）、白茯苓、山茱萸、舶上茴香（炒）各一两半；续断、菟丝子（洗，酒浸烂，研，焙）、杜仲（去粗皮，姜汁涂炙，截，炒）、巴戟（去心）、苁蓉（酒浸，焙）、北五味子、枳实、远志（姜汁腌，取肉，焙）、熟地黄各一两。上末，炼蜜丸桐子大。每三十丸，盐汤下。"

《洪氏集验方》《杨氏家藏方》《仁斋直指方论》皆出于南宋，比较三部古籍可以发现以下不同。

1. 药物构成　《洪氏集验方》还少丹和《杨氏家藏方》还少丸的药物构成一致，《仁斋直指方论》还少丹的中药构成将前两首方剂中的"楮实""石菖蒲""枸杞子"换成了"续断""菟丝子""枳实"。除此之外，前两首方剂中加"枣肉"，而《仁斋直指方论》还少丹未加"枣肉"。

2. 药物剂量比例　三首方剂均是以"两"为计量单位，《洪氏集验方》还少丹和《杨氏家藏方》还少丸相比，仅石菖蒲剂量不同，《洪氏集验方》还少丹中石菖蒲剂量为"一两"，《杨氏家藏》还少丸中石菖蒲剂量为"半两"，其余各药剂量相同。《仁斋直指方论》还少丹与前两首方剂相比，除改变的三味中药（续断、菟丝子、枳实）各为"一两"外，山茱萸、白茯苓、舶上茴香由"一两"改为"一两半"，熟地黄由"半两"改为"一两"，剩余各药剂量相同。

3. 剂型方面　三首方剂均采用"丸剂"，均用蜜制为丸，丸剂大小（重量）基本相同，"如梧桐子大""桐子大"。

4. 服用剂量　三首方剂记载的服用剂量有差别，《洪氏集验方》记载的还少丹每次服三十丸，每天3次；《杨氏家藏方》记载的还少丸每次服五十丸，每天3次；《仁斋直指方论》记载的还少丹"每三十丸"，未记载日服次数。

5. 服用方法　《洪氏集验方》还少丹和《杨氏家藏方》还少丸均以"温酒盐汤"送服，《仁斋直指方论》还少丹仅以"盐汤"送服。

通过比较不难看出，洪遵《洪氏集验方》（1170年）和杨倓《杨氏家藏方》（1178年）所记载的"还少"方剂基本一致，经考证，两本古籍刊市相差八年，属于同一时期的学术成果。《仁斋直指方论》(1264年)刊市时间比前两者晚约一百年，因而与前两首方剂相比，杨士瀛《仁斋直指方论》的“还少”方剂差别较大。

二、方名演化

还少丹

还少丹意为返老还童之仙丹，最早记载于洪遵《洪氏集验方》，原文记载：“西川罗赤脚仙还少丹，大补心肾脾胃，一切虚损，神志俱耗，筋力顿衰，腰脚沉重，肢体倦怠，血气羸之，小便混浊……上(山药、牛膝等15味药材)捣罗为末，炼蜜，入枣肉为丸，如梧桐子大。每服三十丸，温酒、盐汤下，日进三服，皆食空时(如早食并服之无妨)。至五日觉有力，十日精神爽健，半月气力稍盛，二十日目明，一月夜思饮食，冬月手足常暖。久服无毒，令人身体轻健，筋骨壮盛，怡悦难老。更看体候加减，如身热加山栀子一两，心气不宁加麦门冬一两，少精神加五味子一两，阳弱加续断一两。常服齿牢，永无瘴疟。妇人服之，姿容光悦，去一切病，治子宫久冷。”《洪氏集验方》里“西川罗赤脚仙还少丹”的描述颇具神话色彩，后人再整理描述时，多去“西川罗赤脚仙”而留“还少丹”并沿用至今。宋代杨士瀛在其《仁斋直指方论》中，称之为“杨氏还少丹”。

还少圆

还少圆记载于杨倓的《杨氏家藏方》，原文记载：“还少圆，大补本气体虚，及脾胃怯弱，心松恍惚，精神昏愦，气血凝滞，饮食无味，肌瘦体倦，目暗耳聋。右件(山药、牛膝等15味药材)为细末，炼蜜入蒸熟，去皮核枣肉和匀，丸如梧桐子大。每服五十丸，空心、食前，温酒、盐汤下，日三服。若只一服，倍加丸数。五日有力，十日眼明，半月筋骨盛，二十日精神爽，一月夜思饮食，此药无毒，平补性温，百无所忌，久服牢齿，身轻目明、难老，百病俱除，永无疟痢，美进酒食，行步轻健。”此首方剂记载的“还少圆”是指“还少丸”，中药丸剂多呈圆形，在一些中医古籍中经常将中药丸剂的“丸”写成“圆”，“丸”与“圆”字义相同，字音相近。此外，《杨氏家藏》记载的“还少”方剂在药物构成、制剂方法及药效方面均与《洪氏集验方》“还少丹”相同，仅在服用剂量上略有出入。

补益还少丸

补益还少丸记载于明朝洪武年间的《普济方》卷二百二十六，由朱橚、滕硕、刘醇等编著。原文记载：“补益还少丸，服此药大补虚损，气血凝滞，目暗耳聋，精神困倦，脾胃怯弱，饮食无味，肌瘦体倦。山药，牛膝(酒浸)，各一两；白茯苓(去皮)，枳实，五味子，杜仲(去皮姜汁拌，酒炙香熟)，山茱萸，巴戟，远志

（去心），熟地黄，肉苁蓉（酒浸一宿，切焙），石菖蒲，枸杞子，各五钱；苍术，八两；莲肉，四两。此药并为末，入枣饼肉为丸，如梧桐子大。每服五十丸，空心，食前温酒、盐汤任下，日进三服。若只一服，加一丸。数服五日，眼目有力，十日眼明，半月筋骨盛，二十日精神爽，一月夜思饮食。此药无毒，平补性温，百年无忌，酒服牢牙，明目壮髓，百病俱除，永无肿痢，行步轻健。看时加减，若热加山栀子，心气不宁，加麦门冬，精神恍惚加五味子，阳气不举加续断，常服牢牙去风，颜色光泽，功效非常。"《普济方》中的"补益还少丸"与《杨氏家藏方》的"还少圆"描述颇为相似，药物构方面成少了"楮实"，多了"苍术"和"莲肉"，制作手法和治疗病症与《杨氏家藏方》一致。

滋阴大补丸

明朝虞抟的《医学正传》和张时彻的《摄生众妙方》均有记载，两书记载内容大致相同。《医学正传》卷三虚损篇记载："滋阴大补丸，川牛膝（去芦）、山药各一两五钱；杜仲（姜汁拌炒丝断）、巴戟（去心）、山茱萸（去核）、肉苁蓉（酒浸洗新瓦上焙干）、五味子、白茯苓（去皮）、茴香（炒）、远志（去心，甘草同煮）各一两；石菖蒲、枸杞子各五钱；熟地黄二两。上为细末，红枣肉和炼蜜为丸，如梧桐子大，每服七十丸，淡盐汤和温酒空心下。与上虎潜丸相间服之，佳。所谓补阴和阳，生血益精，润肌肤，强筋骨，性味清而不寒，温而不热，非达造化之精微者，未足以议于斯也。"此首方剂大部分沿用了洪遵《洪氏集验方》里的药味，只少了"楮实"这一味中药；在制作手法上，多了"远志与甘草同煮"。此外，各中药用量上也与前者有很大差异，例如"熟地黄"在《洪氏集验方》中记载为"半两"，而在此方中记载为"二两"，可见后世医家对"还少"方剂做了较大的改动。

还少丹胶囊

1997年，重庆三峡药业有限责任公司（现重庆三峡云海药业股份有限公司）与当时四川省中药研究所和成都中医药大学联合，将"还少丹胶囊"研制成中药四类新药并成功上市销售。

还少胶囊

1998年，重庆三峡药业有限责任公司（现重庆三峡云海药业股份有限公司）联合成都中医药大学、四川省中药研究所、四川省药品检验所，在重庆市药品检验所的配合下，将"还少丹胶囊"更名"还少胶囊"，并将"还少胶囊"列为国家中药二级保护品种。

在所有使用的古方名中，以"还少丹"一名使用最为广泛，除宋代以外，在明清两代的中医古籍中大多也使用此名，例如《外科理例》《摄生众妙方》《济阳纲目》《外科大成》《冯氏锦囊录》《目经大成》《时方歌括》《叶氏女科》《扶寿精方》《医方论》等。以上中医古籍虽使用"还少丹"之名，但有的方剂在药物构成和病症治疗上与洪遵的《洪氏集验方》中记载的方剂大不相同。例如吴旻辑《扶寿精方》中记载的"还少丹"，所用中药为何首乌、牛膝、生地黄、肉苁蓉、黄柏、补骨脂、车前子、柏子仁、麦门冬、天门冬。功能为"发白返黑，益精补髓，壮元阳，却病延年"。张时彻《摄生众妙方》卷二中记载的"还少丹"，所用中药为莲花蕊、生地黄、熟地黄、五加皮、槐角子、没实子。除具有"养血消痰"的功效外，还能"乌须黑发"。

目前，市场上的还少胶囊药物构成和主治功能皆出自于《洪氏集验方》中的"还少"方剂。

三、方名释义

方剂名称可分为两部分，即方名和剂名。其中剂名就是药物剂型的名称，如汤、膏、霜、丸、丹、片等。而方名的取义大致有四类，一类是取自方中药物，如"麻黄汤""桂枝汤"；一类是取自中药味数加药物名称，如"六味地黄丸"；还有一类是取自方药的功效，如"镇心丸""排石汤"；最后一类是取自方药的主治病症，如"黄病丸""腹水丸"。"还少"方剂中的方名取自其功效，"还少"一词指恢复青春，变得年轻。在晋朝葛洪的《抱朴子内篇·仙药》记载有："饵之一年，老者还少，令人彻视见鬼。"《太平广记》卷五九引《女仙传》记载："女服药时，年已七十，稍稍还少，色如婴儿。"《东周列国志》第五三回记载："且闻其善于采炼，却老还少，心甚慕之。"可见早在几千年前，中国古代的劳动人民就有对返老还童无限的追求。"还少胶囊"和"还少丹"药名中的"还少"沿用了医学古籍中的方名，"胶囊"和"丹"均是剂型。"丹"字古今剂型通用，而"胶囊"则是现代药物剂型的产物。

附 洪遵与《洪氏集验方》

一、洪遵生平简介

洪遵（1120—1174年），字景严，号小隐，南宋饶州乐平（今江西省乐平市）人，据洪适《盘州老人小传》记载："洪族本居徽州，唐末避乱，徙乐平之东七十里曰岩前。"洪遵是宋代名臣洪皓次子，与兄洪适、弟洪迈齐名，有"鄱阳三洪"之称。其父洪皓（1088—1155年），字光弼，政和五年（1115年）进士。因赈济救灾"宁以一身易十万人命"，深得民心，号称"洪佛子"。洪遵一生担任过翰林学士承旨、同枢密院事、端明殿学士、提举太平兴国宫等职位，淳熙元年（1174年）病逝，年仅55岁，谥号"文安"，是历史上著名的钱币学家，对医学也深有研究。

洪遵自幼聪慧，端重如成人，从师业文不以岁时寒暑而辍。绍兴十二年，洪遵与兄长洪适同时参加博学宏词科考试，洪遵中的头名，被赐为进士出身。宋高宗赞其："父在远方，子能自立，此忠义报也，宜升擢。"洪遵为官一生，宽人荐贤，尽忠职守。在知太平州任上，50多岁的洪遵还组织民众修筑损坏的圩田。据《宋史·洪皓列传》记载："方冬盛寒，遵躬履其间，载酒食亲饷馌，恩意倾尽，人忘其劳，闻者以为盛德。"

洪遵不仅享有政声，还颇有文名，一生著有《泉志》《订正〈史记〉真本凡例》《翰苑群书》《翰苑遗事》《谱双》《洪氏集验方》《金生指迷方》《洪文安公遗集》等著作。其中《泉志》是一部考疑征信、学术价值很高的著作，堪称中国钱币学的经典著作，对后世钱币学的研究影响深远。洪遵撰成《泉志》后，对铸钱之事非常留心。《宋史·洪皓列传》记载，洪遵曾有"因面对，论铸钱利害，帝嘉纳之"。李心传在《建炎以来朝野杂记》甲集卷十六《铸钱诸监》记载："七月庚辰，洪景严为起居舍人，为上言铜器之害。上言出御府铜器一千五百事付泉司，遂大敛民间铜器以铸钱，许告赏。其后得铜二百万斤。"洪遵在医学方面也深有造诣，他从父辈、同僚、乡人和僧道那里搜集药方，罢官归里后，他对这些药方进行整理、验证，分科编排，撰写出了《洪氏集验方》。洪遵著书极为严谨，该书所记载的药方具有很高的医学价值，其中还有不少药方是我国药库中的精品，至今仍被采用。

二、《洪氏集验方》简介

《洪氏集验方》成书于洪遵晚年，为集其一生求方所得而精选之作。该书5卷，共167首方剂，分别记载了伤寒、中风、痢疟、霍乱、虚损、疮疽、痔漏、癣疥等内、外、妇、儿、五官科疾病的方剂，所记载的药方均为前人的验方和经自己或别人用过证实有效的方剂。如卷三收载的"常服散子"来自《史载之方》；卷四"治鼻衄不止欲绝者"用"茅花"和"治诸鲠"用"木炭末"，均出自《苏沈良方》；卷五"乌金散""治妇女血崩漏下"，所用中药有"棕榈皮""乌梅""干姜炭"，用之临床确有效验。书中卷五末附言："右《集验方》五卷，皆余生平用之有著验或虽未及用而传闻之审者。刻之姑孰，与众共之。"另一部分方剂是先见于本书而为后世录用。如治遗精白浊的"水陆二仙丹"，治风寒入肺、远年喘嗽的"九宝饮"，滋阴填精的"琼玉膏"等。书中每首方剂下方，均有注明出处或来源，以便查阅。此外，书中对传方者的姓名、地址、职官略有记载，抚今视昔。而对秘不传方、居奇求利者，表现出鄙夷态度。卷四"治头风头痛"方记载："襄阳府胡急脚，专货此药，积钱至数万缗，秘惜不传，上官医以计得之。"显示所录皆有证验，可见该书之严谨。

《洪氏集验方》初刊于宋朝乾道六年，初刻本现仅存一部，为乾道六年姑孰郡斋原刻本，今藏北京国家图书馆。《洪氏集验方》自成书后，在《宋史·艺文志》、南宋陈振孙《直斋书录解题》、明末清初季振宜《延令宋版数目》、清朝黄丕烈《荛圃藏书题识续录》、清朝莫友芝《邵亭知见书目》、清朝丁丙《八千卷楼书目》、清朝瞿镛《铁琴铜剑楼藏书目录》等书中均有著录。

在清朝以前，《洪氏集验方》初刻本曾藏于明代南京文渊阁，后此书流落至北京书铺，黄丕烈之友陶琅轩购得此书寄予他。黄丕烈于嘉庆二十四年己卯（1819年）将宋乾道本刊印，收入《士礼居丛书》，前载吴县石韫玉《重刊宋本洪氏集验方序》，序文如下。

此《集验方》五卷，南宋洪文安所手辑。文安名遵，字景严，皓之仲子，以博学鸿词中选起家，为秘书省正字。孝宗朝官至资政殿学士。方遵登制科时，高宗因皓远使，推恩即命遵入馆，词科中选即入馆，盖自遵始，非故事也。宋祖宗之朝，君相以爱民为务，官设惠民局，以医药施舍贫人，故士大夫亦多留心方书。如世所传《苏沈良方》、许学士《本事方》之类，盖一时风尚使然。夫古人立方，各有深意，今世庸医，不知其理，妄行增损，遂有学医人费之诮。忆孙渊如先生有言，今世外科，每奏奇效，而内科不能者，外科用古方，而内科不用古方之故也。余往日刻新安程氏《易简方论》一书，亦欲世人稍知古方本义。今复翁此书之刻，殆与余有同心也夫。吴县石韫玉序。

黄丕烈在《重刊宋本洪氏集验方后序》中又补充道："《洪氏集验方》，惟延令季氏书目有之，知宋版外，绝无流传之本；余故从宋本录副，今始付雕。"

第二节　还少胶囊的源流演变

一、还少胶囊的文献学研究

"还少"方剂最早载于南宋时期，距今已有800多年，历经几朝为当时医学家所传承。

南宋时期，洪遵的《洪氏集验方》最早收录了"西川罗赤脚仙还少丹"，主要中药有山药、牛膝、山茱萸、白茯苓、五味子、肉苁蓉、石菖蒲、巴戟天、远志、杜仲、楮实、茴香、枸杞子、熟地黄、枣肉等，具有"大补心肾脾胃，一切虚损，神志俱耗，筋力顿衰，腰脚沉重，肢体倦怠，血气羸之，小便混浊"等功效。杨倓在《杨氏家藏方》中记载了"还少圆"，中药组成与《洪氏集验方》一致，主要功效为"大补本气体虚，及脾胃怯弱，心松恍惚，精神昏愦，气血凝滞，饮食无味，肌瘦体倦，目暗耳聋"。杨士瀛在《仁斋直指方论》记载的还少丹，俗称"杨氏还少丹"，主要中药为山药、牛膝、白茯苓、山茱萸、茴香、续断、菟丝子、杜仲、巴戟、苁蓉、五味子、枳实、远志、熟地黄等，功能为"补虚劳，益心肾，生精血"。

明朝时期，吴旻辑的《扶寿精方》记载的"还少丹"主要中药为何首乌、牛膝、生地黄、肉苁蓉、黄柏、补骨脂、车前子、柏子仁、麦门冬、天门冬、枣肉等，具有"发白返黑，益精补髓，壮元阳，却病延年"等功效。汪机辑的《外科理例》中"还少丹"所用中药有远志、茴香、巴戟、山药、牛膝、杜仲、肉苁蓉、枸杞子、熟地黄、石菖蒲、五味子、白茯苓、褚实子、枣肉等，服用剂量为"每服五十丸"，方式为"空心酒下"。张时彻的《摄生众妙方》卷二中，记载的"还少丹"所用中药有莲花蕊、生地黄、熟地黄、五加皮、槐角子、没实子等，功能为"养血消痰，乌须黑发"；记载的"滋阴大补丸"所用中药与《洪氏集验方》一致，功能为"补阴和阳，生血益精，润肌肤，强筋骨"。武之望的《济阳纲目》记载的

"还少丹"所用中药有何首乌、牛膝、生地黄、肉苁蓉、黄柏、补骨脂、车前子、柏子仁、干山药、当归、菟丝子、人参、五味子等，具有"益精补髓，壮元阳，却病延年，发白返黑"等功效。

清朝时期，祁坤的《外科大成》记载的"还少丹"所用中药有熟地黄、山药、山茱萸、白茯苓、枸杞子、巴戟天、牛膝、五味子、肉苁蓉、杜仲、远志、楮实子、石菖蒲、小茴香、续断、菟丝子等，功能为"补肝肾，进饮食"。冯楚瞻的《冯氏锦囊录》中"还少丹"中药包括熟地黄、山药、牛膝、枸杞子、山茱萸、茯苓、杜仲、远志、五味子、枳实、肉苁蓉、小茴香、巴戟天、石菖蒲、枣肉等，治"脾肾虚寒，血气羸乏，不思饮食，发热盗汗，遗精白浊，肌体瘦弱，牙齿浮肿"等症。草庭镜的《目经大成》中"还少丹"所用中药有地黄、山药、枣皮、杜仲、牛膝、枸杞子、远志、五味子、肉苁蓉、小茴香、续断、楮实、菟丝子、巴戟天等，治"脾肾虚寒，饮食少思，发热盗汗，遗精白浊，真气亏损，肌体瘦弱"等症。此外，在这一时期中，陈念视的《时方歌括》、叶桂的《叶氏女科》及费伯雄的《医方论》中所记载的"还少丹"，其中药组成和功能主治皆与南宋时期医书所记载的一致。

二、还少胶囊的现状

还少胶囊的功能主要为温肾补脾、养血益精。用于脾肾虚损、腰膝酸痛、阳痿遗精、耳鸣目眩、精血亏耗、肌体瘦弱、食欲减退、牙龈酸痛等症状。这与古代医书所记载的治疗症状一致，传承了中华传统中药的精髓。近年来，许多学者对还少胶囊的药理作用做了进一步研究，通过动物实验发现，还少胶囊除具有以上功效外，还具有抗抑郁、抗衰老、抗氧化、调节血脂等功效。此外，许多学者报道了还少胶囊与其他药物联合用药的研究成果。在男科临床研究方面，还少胶囊联合左卡尼汀治疗少、弱、畸精子症；联合他达那非治疗糖尿病合并勃起功能障碍；联合盐酸帕罗西汀治疗早泄；联合十一酸睾酮软胶囊治疗男性勃起功能障碍。在妇科临床研究方面，还少胶囊联合克罗米芬治疗脾肾两虚型排卵障碍性不孕症及无排卵性不孕症；联合胎盘组织液治疗未破裂卵泡黄素化综合征不孕；联合丹黄祛瘀胶囊治疗慢性盆腔炎；联合戊酸雌二醇片/雌二醇环丙孕酮片复合包装治疗卵巢早衰。

我国中医学历史悠久，源远流长，有着丰厚的文化底蕴。"还少"方剂历经几百年的传承，为许多患者带来福音，其更多的药理药效、临床新用等仍在进一步开发研究，近年来逐渐成为研究的热点。

参考文献

[1] 周仲英，于文明.中医古籍珍本集成（洪氏集验方）[M].长沙：湖南科学技术出版社，2014.

[2] 吴翠芳.还少丹对雌、雄老龄大鼠抗衰老作用的探究 [D].重庆：重庆大学，2016.

[3] 葛晓舒，刘群良.还少丹对老龄鼠抗氧化能力的影响 [J].中国现代医学杂志，2006（23）：3574-3576.

[4] 阳力争，刘群良，成细华，等.还少丹对老年大鼠高脂血症模型血脂及体质量的影响 [J].湖南中医学院学报，2006（3）：18-19.

[5] 张鹤云，李健，赵云，等.还少胶囊联合左卡尼汀治疗少、弱、畸精子症的疗效观察 [J].中华男科学杂志，2018，24（1）：67-71.

[6] 余周.他达那非联合还少胶囊治疗糖尿病合并勃起功能障碍的疗效观察 [A].中国中西医结合学会男科专业委员会.首届男性大健康中西医协同创新论坛暨第三届全国中西医结合男科青年学术论坛论文集 [C].中国中西医结合学会男科专业委员会：中国中西医结合学会，2019：1.

[7] 吴小伟，曾玉燕.还少胶囊联合盐酸帕罗西汀治疗早泄临床观察 [J].实用中医药杂志，2019，35（1）：80-81.

[8] 王帅，张开翔.还少胶囊联合十一酸睾酮软胶囊治疗男性勃起功能障碍临床疗效观察 [J].医学信息，2018，31（1）：142-144.

[9] 宗岩，刘枚，李燕，等.还少胶囊联合克罗米芬治疗脾肾两虚型排卵障碍性不孕症临床疗效观察 [J].辽宁中医药大学学报，2015，17（7）：18-20.

[10] 杨兆荣.还少胶囊联合克罗米芬治疗无排卵性不孕48例 [J].现代医院，2016，16（3）：376-377，380.

[11] 何文杰.还少胶囊联合胎盘组织液治疗未破裂卵泡黄素化综合征不孕的临床疗效 [J].中国计划生育学杂志，2016，24（9）：627-628.

[12] 吕伯中.还少胶囊联合丹黄祛瘀胶囊治疗慢性盆腔炎48例临床观察 [J].河北中医，2013，35（11）：1689-1691.

[13] 沈琳，张滢.还少胶囊联合戊酸雌二醇片／雌二醇环丙孕酮片复合包装治疗卵巢早衰的临床研究 [J].现代药物与临床，2018，33（4）：916-920.

第二章 单味药研究

第一节 熟地黄

本品为玄参科植物地黄 *Rehmannia glutinosa* Libosch. 的新鲜或干燥块根。主产于河南、河北、内蒙古等地，以河南出产的品质最佳。秋季采挖，除去芦头、须根及泥沙，鲜用；或将地黄缓缓烘焙至约八成干。前者习称"鲜地黄"，后者习称"生地黄"或"干地黄"。熟地黄为生地黄的炮制加工品。

一、产地

地黄，始载于《神农本草经》，列为上品。《本草经集注》记载："生咸阳川泽黄土地者佳。咸阳即长安也。生渭城者乃有子实。中间以彭城干地黄最好。次历阳。今用江宁板桥者为胜。"《千金翼方》中记载："生咸阳黄土地者佳。"可以看出古代地黄主产于咸阳川泽一带。《本草纲目》记载："今人惟以怀庆地黄为上，亦各处随时兴废不同尔。"表明地黄的主产地逐渐以河南怀庆为主。《本草蒙筌》记载："江浙壤地种者，受南方阳气，质虽光润而力微，怀庆山产者，禀北方纯阴，皮有疙瘩而力大。"刘文泰等撰辑《本草品汇精要》中记载生地黄："道地今怀庆者为胜。"上述文献表明自明代开始，开始出现怀庆地黄。怀庆今为河南焦作一带，包括现在的温县、武陟、沁阳、博爱、修武、孟州等地。

1977 年，《中药大辞典》记载地黄主产于河南、浙江、河北、陕西、甘肃、湖南、湖北、四川、山西等地，其中以河南所产者最为著名。2002 年，《新编中药志》记载地黄在我国河南、山东、陕西、河北等 10 多个省（自治区）皆有栽培，但以河南武陟、温县、博爱、修武、沁阳（即古怀庆府）等地产量最大，质地最佳。至2014 年，《全国中草药汇编》明确记载地黄以河南温县、博爱、沁阳、孟县等地产量最大，质地最佳，仍以河南"怀地黄"为道地药材。由此可知，自明清以来，地黄即以河南怀庆产者为优。而怀庆府一带作为地黄的道地产区，沿用至今。

二、炮制

（一）炮制方法

1. 取洗净的生地黄，隔水加热蒸至黑润，取出，晾至八成干，切厚片，干燥。

2. 取洗净的生地黄，用黄酒拌匀，密闭，隔水加热炖透，酒被吸尽，内外乌黑光亮，味转甜，取出，晒至八成干，切厚片，干燥。每100kg生地黄，用黄酒30～50kg。

（二）饮片功效

蒸至成熟地黄后，药性由寒转温，味由苦转甜，功能由清转补。熟地黄质厚味浓，滋腻碍脾，加酒制后性转温，主补阴血，且可借酒力行散，起到行药势、通血脉的作用。熟地黄归肝、肾经，具有滋阴补血、益精填髓的功能，用于肝肾阴虚、目昏耳鸣、腰膝酸软、消渴、崩漏、须发早白。

三、商品规格

根据市场流通情况，熟地黄分为"选货"和"统货"两个规格。在"选货"这一规格下，根据每千克所含的个数进行等级划分，应符合表2-1要求。

表2-1 熟地黄的规格等级划分

等级		性状描述	
		共同点	区别点
选货	16支	呈肥厚肉质的结节块状，表面淡黄色至黄棕色，具环节，有皱纹及须根痕，结节上侧茎痕呈圆盘状，圆周凹入，中部凸出。质硬而韧，不易折断，断面角质，淡黄色至黄棕色，有多数淡黄色筋脉小点。气微，味甜，嚼之有黏性	每千克支数≤16支
	32支		每千克支数≤32支
	60支		每千克支数≤60支
	100支		每千克支数≤100支
	无数支		每千克支数＞100支，断面有时见干枯无油性者
统货		呈不规则的团块状或长圆形，中间膨大，两端稍细，有的细小，长条状，稍扁面扭曲；表面棕黑色或棕灰色，断面黄褐色、黑褐色或棕黑色，致密油润，气微，味微甜	

四、化学成分

本品主要含梓醇、桃叶珊瑚苷、乙酰梓醇、益母草苷、地黄苷A、地黄苷B、地黄苷C、地黄苷D、地黄素等环烯醚萜及其苷类化合物，毛蕊花糖苷、地黄苷、红景天苷、焦地黄苯乙醇苷D、焦地黄苯乙醇苷A1等苯乙醇苷类化合物，以及多种糖类化合物、呋喃醛衍生物、氨基酸类、微量元素等。

质量控制:《中国药典》(2020 年版)规定,以毛蕊花糖苷作 TLC 定性鉴别成分;HPLC 定量测定地黄苷 D($C_{27}H_{42}O_{20}$)的含量不得少于 0.050%。

五、药理作用

1. 促进造血功能　能促进失血性贫血小鼠的红细胞、血红蛋白造血功能的恢复,加快脾集落形成单位、红细胞集落形成单位的增殖、分化,具有显著的"生血"作用。

2. 增强免疫功能　地黄多糖可提高环磷酰胺免疫抑制模型小鼠的腹腔巨噬细胞吞噬功能,促进溶血素、溶血空斑形成和淋巴细胞转化。地黄寡糖可提高老年或去胸腺大鼠的脾淋巴细胞增殖率。

3. 降血糖　地黄所含的梓醇均能降低四氧嘧啶、链脲佐菌素诱导的小鼠、大鼠糖尿病模型的血糖水平、血脂水平,改善其糖耐量。梓醇可提高 Glut4 的蛋白表达,促进肝糖原合成,提高葡萄糖利用度,提示梓醇改善胰岛素抵抗可能与其直接促进葡萄糖摄取和转运有关。

4. 下调 β–肾上腺素受体 –cAMP 系统功能　阴虚患者常伴有 β–肾上腺素受体 –cAMP 系统功能偏亢、M–胆碱受体 –cGMP 系统功能偏衰的现象。地黄水煎液能帮助甲状腺功能亢进的阴虚患者改善交感肾上腺素能神经兴奋症状,使血浆 cAMP 含量趋向正常。地黄中的梓醇具有对 β–肾上腺素受体 –cAMP 系统的调整作用,能有效地使甲状腺功能亢进的动物对异丙肾上腺素的反应减小,提示梓醇是地黄滋阴作用的有效活性成分之一。

5. 保肝作用　地黄水煎剂对小鼠实验性四氯化碳肝损伤有保护作用,能防止肝糖原减少。鲜地黄及生地黄中含量最高的寡糖为水苏糖,炮制后生成甘露三糖,故熟地黄中的寡糖以甘露三糖为主,其有抗肝损伤活性。熟地黄中的 5– 羟甲基糖醛可显著改善酒精诱导的肝细胞凋亡和脂肪变性。

6. 抗脑缺血再灌注损伤和神经保护作用　地黄中的梓醇能减轻脑缺血再灌注损伤,减少神经元死亡,降低脑梗死面积。甘露三糖能改善高浓度皮质酮所致大鼠海马神经细胞学习记忆功能退化。水苏糖也有保护神经活性。

7. 镇静　地黄多糖能够延缓异烟肼致惊厥的发作潜伏期,减少动物死亡数,提示地黄多糖对中枢神经系统具有抑制作用。

8. 抗肿瘤　地黄低聚糖能抑制小鼠 Lewis 肺癌生长,并能增强抗癌基因 P53 的表达。地黄抗肿瘤的作用与其增强机体免疫功能的作用密切相关,所含多糖为其抗肿瘤的有效成分之一。

9. 其他作用 毛蕊花糖苷具有保护卵巢功能的作用，地黄及其提取物还具有一定抗炎、保护胃黏膜、抗骨质疏松、降血压、降低胆固醇、止血、利尿、抗焦虑、改善学习记忆等作用。

六、临床应用

1. 血虚证 治血虚诸症，常与当归、白芍、川芎同用，如《太平惠民和剂局方》四物汤，临床每以该方为基础，随症化裁，治疗各科疾病之血虚证。

2. 肝肾阴虚证 治肾阴不足所致的头目眩晕、耳鸣、盗汗、消渴，与山药、山茱萸、茯苓等配伍，如《小儿药证直诀》六味地黄丸。

3. 肾精亏虚证 本品善补益肾精，适用于肾精亏虚所致的小儿生长发育迟缓及成人早衰诸症。如《医方集解》七宝美髯丹与虎潜丸，前者本品与何首乌、菟丝子、牛膝等配伍，主治精血亏虚，头晕、眼花、耳鸣、须发早白等早衰之症；后者本品与龟甲、锁阳、狗脊等配伍，主治肝肾不足、腰膝无力及小儿五迟五软等症。

七、现代应用

1. 紫癜 常单用或与其他药物组成复方，用于血小板减少性紫癜、过敏性紫癜。

2. 各种出血证 用于功能性子宫出血，肺结核，支气管扩张咯血，急性传染病导致的高热、出血、斑疹等。

3. 糖尿病 可与山茱萸、山药等配伍，治疗早期糖尿病，防治并发症。

第二节　山药

本品为薯蓣科植物薯蓣 *Dioscorea opposita* Thunb. 的干燥根茎。主产于河南、湖南、湖北、江西等地区。冬季茎叶枯萎后采挖，切去根头，洗净，除去外皮和须根，干燥，习称"毛山药"；或除去外皮，趁鲜切厚片，干燥，称为"山药片"；也有选择肥大顺直的干燥山药，置清水中，浸至无干心，闷透，切齐两端，用木板搓成圆柱状，晒干，打光，习称"光山药"。

一、产地

有关山药产地的最早记载见于春秋战国时期《山海经》："景山北望少泽，其草多薯蓣"，今景山在山西省闻喜县。《范子计然》云："储与，本出三辅，白色者，善。"储与，即山药别称；三辅，指今陕西中部地区。

南北朝时期，《本草经集注》描述山药："今近道处处有之，东山、南江皆多，掘取食之以充粮。南康间最大而美，服食亦用之。""东山"，古山名，在今湖北省荆门市东。"南江"，古水名，今之赣江，为江西省最大河流。"南康"，南朝宋永初元年（420年）改南康郡置，治葛姥城（今江西赣州市东北），辖境相当于今江西省赣州、南康等市。描述了山药分布于湖北、江西等地，作粮食使用，其中以江西生长的山药个大味美。宋代《本草图经》云："今南北皆有之，以嵩山（今河南登封市地区）、茅山（今江苏省句容市茅山）者为佳。"清朝吴仪洛的《本草从新》又强调"色白而坚者佳。形圆者为西山药，形扁者为怀山药，入药为胜。俱系家种，野生者更胜"。《本草从新》中认识到怀山药入药最好，并提供了鉴别怀山药的方法，以及野生怀山药与种植的山药相比药效更好。《植物名实图考》云山药："生怀庆山中者白细坚实，入药用之。"《本草求真》载山药："淮产色白而坚者良。"

民国时期（20世纪30年代），陈仁山的《药物出产辨》载山药："产河南怀庆府，沁阳、武陟、孟县、温县四省，以温县为最多。"民国时期的沁阳、武陟、孟县、温县四地与现今行政区划大致相同，位于怀庆府附近，其中山药以温县所产者最好。陈存仁《中国药学大辞典》记载："山药产河南省怀庆府沁阳、武陟、温县和孟县，以温县为最多。冬季出新，山西太谷亦有，但少出，仅供日中餐膳用。湖南、湖北亦有出产，均作食品用。"1963年版《中国药典》一部收载："山药主产于河南、广西、湖南等地。"肖培根《新编中药志》中收载："山药主产于河南新乡地区温县、武陟、博爱、沁阳县（旧属怀庆府），故名怀山药，产量大，质量优，供销全国并大量出口。此外，河北、陕西、江苏、浙江、江西、贵州、四川等地也有产，但产量较少。"

二、炮制

（一）炮制方法

1. 山药 取原药材，除去杂质，大小分开，泡润至透，切厚片，干燥。

2. 土炒山药 先将土粉用中火加热至灵活状态，再投入山药片拌炒，炒至表面均匀挂上土粉时，取出，筛去剩余土粉，放凉。每100kg山药片，用灶心土30kg。

3. 麸炒山药 先将锅预热，撒入麦麸，待其冒烟时投入山药片，用中火加热，不断翻炒至黄色时，取出，筛去麦麸，放凉。每 100kg 山药片，用麦麸 10kg。

（二）饮片功效

1. 山药 生品以补肾生精、益肺阴为主。用于肾虚遗精、尿频、肺虚咳喘、阴虚消渴。

2. 土炒山药 经土炒后收敛固涩之力增强，以健脾止泻为主。用于脾虚久泻或大便泄泻。

3. 麸炒山药 麸炒后气变焦香，以补脾健胃为主。用于脾虚食少、泄泻便溏、白带过多。

三、商品规格

根据市场流通情况，山药药材分为"光山药""毛山药""山药片"三个规格。在规格项下，根据直径和长度，将"光山药"和"毛山药"各划分为"一等""二等""三等""四等"四个等级；根据直径，将"山药片"划分为"一等""二等"两个等级。以上应符合表 2-2 要求。

表 2-2　山药的规格等级划分

规格	等级	性状描述	
		共同点	区别点
光山药	一等	呈圆柱形，条均挺直，光滑圆润，两端平齐，可见明显颗粒状。切面白色或黄白色。质坚脆，粉性足。无裂痕、空心、炸头。气微，味淡，微酸	长≥15 cm，直径≥2.5 cm
	二等		长≥13 cm，直径≥2.0～2.5 cm
	三等		长≥10 cm，直径≥1.7～2.0 cm
	四等		长短不分，直径1.5～1.7 cm，间有碎块
毛山药	一等	略呈圆柱形，弯曲稍扁，表面黄白色或淡黄色。有纵沟、纵皱纹及须根痕，偶有浅棕色外皮残留。体重，质坚实，不易折断，断面白色，粉性。气微，味淡、微酸，嚼之发黏	长≥15cm，中部围粗≥10cm，无破裂、空心、黄筋
	二等		长≥10cm，中部围粗6～10cm，无破裂、空心、黄筋
	三等		长≥7cm，中部围粗3～6cm，间有碎块。无破裂、空心、黄筋
	四等		长短不分，直径≥1.0cm，间有碎块。少量破裂、空心、黄筋
山药片	一等	为不规则的厚片，皱缩不平，切面白色或黄白色，质坚脆，粉性。气微，味淡	直径≥2.5 cm，均匀，碎片≤2%
	二等		直径≥1.0 cm，均匀，碎片≤5%

四、化学成分

本品主要含皂苷、多糖、氨基酸、脂肪酸、黏液质、山药素类化合物、尿囊素、微量元素、淀粉等。

质量控制：《中国药典》（2020 年版）规定，以对照药材作 TLC 定性鉴别成分。

五、药理作用

1. 降血糖 在某种程度上，山药多糖对糖尿病大鼠的降糖作用与剂量呈现一定的正比例关系，同时有保护胰岛功能的作用。

2. 降血脂 山药淀粉可以显著降低高脂血症小鼠血浆内总胆固醇、甘油三酯和低密度脂蛋白胆固醇的水平。

3. 抗氧化 山药多糖具有一定的还原能力，同时具有较强的清除对羟自由基的作用，能够抑制小鼠肝匀浆氧化。

4. 调节脾胃 山药对实验动物脾虚模型有预防和治疗作用，能双向调节离体肠管运动，增强小肠吸收功能，助消化。

5. 免疫调节 山药多糖对伴刀豆凝集素 A 造成的胸腺依赖性淋巴细胞增殖有促进作用。

6. 抗肿瘤 山药多糖对 Lewis 肺癌细胞及黑色素瘤均有抑制作用。

7. 其他作用 山药中的尿囊素具有抗刺激、麻醉镇痛、抗炎、抗菌等作用。山药还有对肾脏缺血再灌注损伤的保护作用，以及抗肝损伤、抗突变、调节酸碱平衡等作用。

六、临床应用

1. 脾虚证 本品药性平和，补而不滞，滋而不腻，既补脾气，又宜脾阴。常用于脾气虚弱或气阴两虚之消瘦乏力、食少、便溏等症，每与补气之人参、白术配伍，以宜其功，如《和剂局方》参苓白术散。唯其"气轻性缓，非堪专任"，对气虚重症，在复方中多居辅助地位。

2. 肺虚证 本品能补肺气，兼滋肺阴，适用于肺虚咳喘。其补肺之力虽缓但对肺脾、气阴俱虚者，有补土生金之效。用治肺虚者，可与太子参、麦冬等补气养阴润肺等品配伍。对肺肾、气阴两虚者，可与补肾、平喘之熟地黄、山茱萸、苏子等同用，如《医学衷中参西录》薯蓣纳气汤。

3. 肾虚证 本品补肾气，兼滋肾阴，略具收敛之性。适用于肾气虚之腰膝酸软、夜尿频多或遗尿、滑精早泄、女子带下清稀以及肾阴虚之形体消瘦、腰膝酸软、遗精等症。临床随证配伍可用于肾虚诸症，故历代补肾名方如补肾阳的《金匮要略》肾气丸、补肾阴的《小儿药证直诀》六味地黄丸、温肾缩尿的《校注妇人良方》缩泉丸等，均配有本品。

4. 消渴 本品性平不燥，气阴双补，为治消渴之佳品。可单用，亦常与补气生津之人参、太子参、麦冬等配伍；若兼燥热者，还需配伍清热润燥、生津止渴药，如《医学衷中参西录》玉液汤以之与天花粉、知母等品同用。

七、现代应用

1. 小儿感染性疾病 运用竺黄沙参山药合剂治疗小儿迁延性肺炎，用二术山药汤治疗小儿迁延性肠炎具有显著疗效。

2. 慢性肾炎、肾病综合征 以黄芪、芡实、山药等组成益肾健脾化瘀汤，治疗慢性肾炎效果明显。

3. 慢性阻塞性肺气肿 以山药为主，辅用玄参、白术等其他药材组成复方，可使咳痰量下降，肺通气和换气功能好转。

4. 糖尿病 怀山药、五倍子等中药可与西药联用治疗糖尿病。

第三节　牛膝

本品为苋科植物牛膝 *Achyranthes bidentata* Bl. 的干燥根。主产于河南，习称"怀牛膝"，为"四大怀药"之一。冬季茎叶枯萎时采挖，除去须根和泥沙，捆成小把，晒至干皱后，将顶端切齐，晒干。

一、产地

牛膝始载于《神农本草经》，列为上品，记载为"生川谷"，这是关于牛膝产地的最早记载，但是具体地域无法考证。《吴普本草》记载"生河内或临邛"，说明河内（今河南省焦作市）、临邛（今四川邛崃市）在魏晋时期已经有牛膝生长的记载。《本草图经》记载"生河内川谷及临朐，今江淮、闽、粤、关中亦有之，然不及怀州者为真"，说明怀州（今河南焦作温县、武陟县、博爱县、修武县一带）所产牛膝质量优于其他产地，在宋朝就已经广受好评。《本草纲目》记载"惟北土及川中人家栽莳者为良"，说明北土（今河南省黄河以北焦作地区）、川中两个产地所产牛膝质量较优。《中华本草》记载牛膝"主产于河南武陟、温县、孟县、博爱、沁阳、辉县等地，河北、山西、山东、江苏等地也有生产，以河南栽培的怀牛膝质量最好。销全国，并有出口。以条长、皮细肉肥、色黄白者为佳"。

二、炮制

（一）炮制方法

1.牛膝 取原药材，除去杂质，大小分档，洗净，润透，除去芦头，切断，晒干。

2.酒牛膝 取净牛膝段，加定量黄酒拌匀，润透，用文火炒干，至表面颜色加深时，取出晾凉。每100kg牛膝段，用黄酒10kg。

3.盐牛膝 取净牛膝段，加定量盐水拌匀，润透，用文火炒干，取出晾凉。每100kg牛膝段，用食盐2kg。

（二）饮片功效

1.牛膝 生品具有逐瘀通经的功能，还可引血下行。用于胎衣不下、肝阳眩晕、火热上逆。

2.酒牛膝 经酒炙后补肝肾、强筋骨、祛瘀止痛作用增强。用于腰膝酸痛、筋骨无力、经闭癥瘕。

3.盐牛膝 经盐炙后引药下行，走肾经，通淋行瘀的作用增强。用于小便淋沥涩痛、尿血、小便不利。

三、商品规格

根据市场流通情况，牛膝药材分为"选货"和"统货"；在"选货"项下，根据牛膝的中部直径和长短进行等级划分。以上应符合表2-3要求。

表2-3　牛膝的规格等级划分

等级		性状描述	
		共同点	区别点
选货	特肥	呈细长圆柱形，挺直或稍弯曲，表面灰黄色或淡棕色，有微扭曲的细纵皱纹、排列稀疏的侧根痕和横长皮孔样的凸起。质硬脆，易折断，受潮后变软。断面平坦，淡棕色，略呈角质样而油润。中心维管束木质部较大，黄白色，其外周散有多数黄白色点状维管束，断续排列成2～4轮。气微，味微甜而稍苦涩	0.8cm＜中部直径≤1cm；40cm＜长度≤70cm
	头肥		0.6cm＜中部直径≤0.8cm；30cm＜长度≤40cm
	二肥		0.4cm≤中部直径≤0.6cm；15cm≤长度≤30cm
统货			直径、长短不分

四、化学成分

本品含有三萜皂苷、牛膝甾酮、蜕皮甾酮等甾体类，多糖类，氨基酸类，生物碱类，香豆素类，黄酮类等化合物。

质量控制：《中国药典》（2020 年版）规定，以对照药材和 β-蜕皮甾酮、人参皂苷 Ro 作 TLC 定性鉴别成分；HPLC 定量测定 β-蜕皮甾酮（$C_{27}H_{44}O_7$）的含量不得少于 0.030%。

五、药理作用

1. 免疫调节 牛膝多糖在体外能刺激小鼠脾细胞增殖，也能增强 LPS 诱导的 B 淋巴细胞增殖。

2. 延缓衰老 怀牛膝可延长家蚕的龄期，减轻家蚕体重，并减缓家蚕身长增长。

3. 子宫兴奋 牛膝能明显兴奋子宫平滑肌，表现为子宫收缩幅度增加，频率加快，张力增加。

4. 抗肿瘤 牛膝多糖能显著提高 S180 荷瘤小鼠 LAK 细胞活性；牛膝总皂苷对肿瘤细胞具有抑制作用。

5. 抗骨质疏松 牛膝含药血清与蜕皮甾酮均能促进成骨细胞株 HFOB1.19 的增殖作用，并导致 PKARI-β 表达上调。

6. 其他作用 牛膝苯提取物有明显的抗生育、抗着床及抗早孕的作用；牛膝还有降血糖、降血脂、抗病毒、镇痛、抗炎、强心、降血压等作用。

六、临床应用

1. 血滞经闭、痛经、产后腹痛及跌仆伤痛 本品性善下行，长于活血祛瘀，故尤多用于妇科、伤科瘀血凝滞之证。治瘀阻经闭、痛经、月经不调、产后腹痛时，常配活血调经之当归、桃仁、红花等；治跌打损伤、腰膝酸痛时，常配活血疗伤止痛之续断、当归、乳香等。

2. 肝肾不足证 本品能补肝肾、强筋骨，治肝肾亏虚之腰腿酸痛、软弱无力者，常配补肝肾、强筋骨之杜仲、续断、补骨脂等药；治痹痛日久、腰膝酸痛者，可用《千金方》独活寄生汤，配祛风湿、止痹痛、强筋骨之独活、桑寄生等。

3. 肝阳上亢证、胃火上炎及气火上逆证、迫血妄行证 本品性善下行，能引上亢之阳下潜、引上炎之火下降、引上逆之血下行。治肝阳上亢之头痛眩晕，可用《医学衷中参西录》镇肝熄风汤，配平肝潜阳之代赭石、生牡蛎、生龟甲等；治胃火上炎之齿龈肿痛、口舌生疮，可用《景岳全书》玉女煎，配清胃滋阴降火之生地黄、石膏、知母等；治气火上逆，迫血妄行之吐血、衄血，可配凉血止血之白茅根、栀子等。

4. 淋证　本品性善下行，具有行瘀、利尿、通淋的功效。治淋证之小便涩痛，常配利水通淋之冬葵子、瞿麦、车前子、滑石等。

七、现代应用

1. 骨质疏松症　牛膝及其复方能有效治疗骨质疏松症。

2. 骨关节炎　牛膝醇溶液透药联合口服硫酸氨基葡萄糖，可以显著降低患者 VAS 评分、WOMAC 评分、关节肿胀评分，并且在 WOMAC 评分及关节肿胀评分方面，联合治疗要明显优于单独使用牛膝醇溶液或者硫酸氨基葡萄糖。

3. 白细胞减少症　牛膝精胶囊（牛膝多糖）可预防化疗所致的白细胞减少。

第四节　枸杞子

本品为茄科植物宁夏枸杞 *Lycium barbarum* L. 的干燥成熟果实。主产于宁夏、甘肃、青海、新疆、内蒙古、河北等省区。夏、秋两季果实呈红色时采收。热风烘干，除去果梗；或晾至皮皱后，晒干，除去果梗。

一、产地

枸杞子最早记载于《神农本草经》，曰："味苦，寒。主五内邪气，热中，消渴，周痹。久服坚筋骨，轻身不老。"但无植物产地描述。成书于汉魏之际的《名医别录》曰："枸杞，生常山平泽及诸丘陵阪岸。"《本草经集注》载："生常山平泽，及诸丘陵阪岸上……今出堂邑，而石头烽火楼下最多。"常山，即现今河北曲阳西北的恒山一带。至唐代孙思邈的《千金翼方》云："甘州者为真，叶厚大者是。大体出河西诸郡，其次江池间圩埂上者。"在汉唐时代，河西指今甘肃、青海黄河以西，即河西走廊和潢水流域。甘州，即今之甘肃省张掖市中部，河西走廊中段。随着历朝历代行政区规划的变化，甘州曾隶属陕西、甘肃等地。

北宋的《梦溪笔谈》曰："枸杞，陕西极边生者，高丈余，大可柱，叶长数寸，无刺，根皮如厚朴，甘美异于他处者。"陕西指现在的河南省陕县西部。明代《本草纲目》称"全国入药杞子，皆宁产也"，并总结"古者枸杞、地骨，取常山者为上，其他丘陵阪岸者皆可用，后世惟取陕西者良，而又以甘州者为绝品，今陕之兰州（今兰州周边）、灵州（今宁夏灵武西南）、九原（今包头西）以西"。而后至清代乾隆年间的《中卫县志》称："宁安一带，家种杞园，各省入药甘枸杞皆宁产也。"

枸杞子生于沙质土、黄土沟沿、路旁、村边，主产于宁夏、甘肃、青海、新疆等地，我国东北及西北各省区的沙区均有分布。对比古今枸杞子分布与产地可知，自古以来，枸杞子一直广泛分布于全国各地，但自明清后以宁夏中宁枸杞子质优为共识。

二、商品规格

根据市场流通情况，按照每50g的枸杞子粒数和不完善粒的比例等分为四个等级，应符合表2-4要求。

表2-4　枸杞子的规格等级划分

等级	性状描述		
	共同点	区别点	
		粒数（粒/50克）	不完善粒（%）
一等	呈类纺锤形或椭圆形，表面红色或暗红色，顶端有小凸起状的花柱痕，基部有白色的果梗痕。果皮柔韧，皱缩；果肉肉质，柔润。种子20～50粒，类肾形，扁而翘，表面浅黄色或棕黄色。气微，味甜	≤280	≤1.0
二等		≤370	≤1.5
三等		≤580	≤3.0
四等		≤900	≤3.0

三、化学成分

本品主要含枸杞多糖、甜菜碱、β-胡萝卜素、莨菪亭、游离氨基酸、维生素及多种微量元素等。

质量控制：《中国药典》（2020年版）规定，以对照药材作TLC定性鉴别成分；UV定量测定枸杞多糖以葡萄糖（$C_6H_{12}O_6$）计的含量不得少于1.80%，HPLC定量测定甜菜碱（$C_5H_{11}NO_2$）的含量不得少于0.50%。

四、药理作用

1. 改善免疫功能　枸杞多糖是促进免疫功能的有效成分之一。枸杞多糖可作用于T细胞、B细胞、巨噬细胞等主要免疫活性细胞，以调节机体的免疫功能。枸杞

多糖对环磷酰胺及 ^{60}Co 照射引起的白细胞数量减少有对抗作用，能增加外周血白细胞数量。

2. 保肝 枸杞子水浸液对 CCl_4 损伤小鼠的肝脏有保护作用，能抑制脂肪在肝细胞内沉积，促进肝细胞新生。该作用的有效成分之一可能是甜菜碱，甜菜碱在体内起到甲基供应体的作用。

3. 降血脂 枸杞子液能降低血清 TC、TG、LDL- C 及肝内 TC、TG 的水平，具有一定的量效关系。

4. 降血糖 枸杞子具有降血糖作用，可修复受损的胰岛 β 细胞并促进其再生。枸杞多糖对链脲佐菌素引起的动物糖尿病有预防作用。

5. 抗氧化损伤 枸杞子煎剂能使老年大鼠降低的 SOD 活力升高，血浆过氧化脂质含量下降。枸杞子醇提取物可以帮助 D- 半乳糖所致衰老小鼠提高学习记忆能力，并减少心、肺、脑组织脂褐质浓度，提高红细胞 SOD 活力。以上表明枸杞子改善记忆的作用与其促进体内自由基的清除有关。

6. 保护视网膜 枸杞子具有保护糖尿病大鼠视网膜组织氧化损伤的作用，使糖尿病大鼠视网膜组织中维生素 C 含量、SOD 活性及 LPO 含量恢复至接近正常水平。枸杞子醇提取物能减轻高脂饮食和氢醌引起的小鼠视网膜色素上皮细胞损害，抑制视网膜色素上皮细胞下沉积物形成及 Bruch 膜增厚。上述枸杞子作用的共同机制与其抑制活性氧损伤有关。

7. 改善生殖系统功能 枸杞多糖对雄性大鼠睾丸组织损伤有良好的保护作用，能降低高温引起的生精细胞损伤，改善生精功能障碍，提高性激素水平，促进睾丸生殖细胞正常发育。临床研究显示，枸杞子可升高男性血中睾酮含量。同时，它能增加垂体和卵巢的重量，改善神经内分泌调节和正常排卵，对女性不孕症有良好的治疗作用。

8. 抗肿瘤 枸杞多糖能改善荷瘤小鼠的一般状况，延长腹水型（U14 小鼠宫颈瘤、S180 纤维肉瘤）荷瘤小鼠的生存时间，对移植性肿瘤 S180 的生长也有抑制作用，且能增强荷瘤鼠巨噬细胞的吞噬率和吞噬指数，增加脾细胞抗体生成，提高荷瘤鼠的脾细胞转化功能和细胞毒 T 淋巴细胞的杀伤能力。

9. 保护肾功能 枸杞多糖使血清 TC、TG、LDL、FBG、FINS 等明显降低，胰岛素抵抗得到明显改善，血清 Cr 显著降低，肾脏 LDL 与 Ox-LDL 明显减少。表明枸杞多糖对肥胖大鼠肾脏具有一定的保护作用。

10. 其他作用 枸杞子还具有降血压、抗疲劳、延缓衰老、抗应激等作用。

五、临床应用

1.肝肾不足,精血亏虚证 本品甘平质润,为补肝肾、益精血之良药,用治肝肾不足,精血亏虚所致腰膝酸软、耳鸣耳聋、发脱齿松、不孕不育、健忘呆钝或生长发育迟缓诸症,单用有效,如《饮膳正要》枸杞酒,即以单味枸杞子浸酒服用;更常与其他滋肾益精之品配伍,如《景岳全书》左归丸,其与熟地黄、龟甲胶、山萸肉等同用。

本品和熟地黄等补益精血药相似,亦常配伍用于肾阳虚证或肾阴虚证。治肾阳不足,可与补肾阳、益精血药同用,如《景岳全书》右归丸,本品与肉桂、附子、熟地黄等药配伍。治(肝)肾阴虚,可与滋肾阴、益精血药同用,如《古今录验方》枸杞丸,其与天冬、干地黄等药配伍。

2.血虚证 本品有补血之功效,又可用于血虚所致的面色萎黄、失眠多梦、头昏耳鸣等症,常与养血安神之品同用,如《摄生秘剖》杞圆膏,即本品与龙眼肉同用。

3.目暗不明、视力减退 本品既善补肝肾,益精血,又有较好的明目之效,为治肝肾不足,精血不能上荣之眼目昏花、干涩流泪、视力减退的佳品。本品常与其他补肝肾明目药同用,如《医级》杞菊地黄丸,其与菊花、熟地黄、山萸肉等同用。如《银海精微》驻景丸,其与菟丝子、肉苁蓉、五味子等同用。

六、现代应用

1.老年保健 口服枸杞子或复方枸杞子胶囊(由枸杞子、山楂、大枣、甘草组成)可不同程度地提高机体免疫功能,降低血脂,改善睡眠。

2.肿瘤 枸杞多糖辅助治疗可减少化疗对造血系统的抑制及胃肠道反应,并能改善免疫功能低下状态。

3.视网膜病变 口服枸杞子,对糖尿病视网膜病变患者有疗效。

4.男性不育症 枸杞子可改善精液异常、生育功能障碍。

第五节 山茱萸

本品为山茱萸科植物山茱萸 *Cornus officinalis* Sieb. et Zucc. 的干燥成熟果肉。主产于自浙江省、安徽、陕西、河南、山东等。秋末冬初果皮变红时采收果实，用文火烘或置沸水中略烫后，及时除去果核，干燥。

一、产地

山茱萸始载于秦汉时期的《神农本草经》。《神农本草经》曰："山茱萸，味酸，平……一名蜀枣。生山谷。"《本草经集注》云："山茱萸，味酸，平、微温，无毒……生汉中（今陕西省西南部）山谷及琅琊（今山东青岛）、宛朐（今山东菏泽一带）、东海（今山东费县）、承县（今山东峄城）。九月、十月采实，阴干。"指出其产于陕西西南部以及山东一带。

宋代《本草图经》记录为："山茱萸，生汉中（今陕西省西南部）山谷及琅琊（今山东青岛）、宛朐（今山东菏泽一带）、东海（今山东费县）、承县（今山东峄城），今海州（今江苏连云港一带）亦有之。"即表明自宋代开始，江苏亦有种植。明代《救荒本草》记载山茱萸："今钧州（今河南禹州市）、密县（今河南新密市）山谷中亦有之。"即表明明朝时河南开始也有种植。明代《本草乘雅半偈》云山茱萸："木高一、二丈，叶如梅而有刺，二月开花如杏。四月结实如酸枣，深赤色。一种药干花实具相似，但核有八棱，名雀儿苏，别是一种，不堪入药。今海州（今江苏连云港一带）、兖州（今济宁市兖州区）亦有之。"对植物进行了详尽的描述，同时也对其伪品雀儿苏进行了描述以及指出山茱萸江苏以及浙江亦有种植。清代《本草崇原》记载："山茱萸，今海州（今江苏连云港一带）、兖州（今济宁市兖州区），江浙近道诸山中皆有。"即表明清朝时期，浙江开始也有种植。

二、炮制

（一）炮制方法

1. 山茱萸 取原药材，除去杂质及残留核，洗净，晒干。

2. 酒萸肉 取净山萸肉，用黄酒拌匀，密闭，隔水炖或笼屉蒸，至色变黑润，取出干燥。每100kg山萸肉，用黄酒20kg。

（二）饮片功效

1. 山萸肉 具有补益肝肾、涩精固脱的功效。山茱萸生品敛阴止汗力强，多用于治疗自汗、盗汗、遗精、遗尿。

2. 酒萸肉 蒸制后补肾涩精、固精缩尿能力胜，酒制后可借酒力温通，降低其酸性，滋补作用强于清蒸品。多用于治疗头晕目眩、腰部冷痛、阳痿早泄、尿频遗尿。

三、商品规格

根据市场流通情况，山茱萸分为"选货"和"统货"；在"选货"项下，根据颜色和每千克杂质的多少进行等级划分，应符合表2-5要求。

表2-5　山茱萸规格等级划分

等级		性状描述	
		共同点	区别点
选货	一等	本品呈不规则的片状或囊状，长1～1.5cm，宽0.5～1cm。皱缩，质柔软，有光泽。气微，味酸、涩、微苦	表面鲜红色，每千克暗红色≤10%，无杂质
	二等		表面暗红色，每千克红褐色≤15%，杂质≤1%
	三等		表面红褐色，每千克紫黑色≤15%，杂质≤2%
	四等		表面紫黑色，每千克杂质<3%
统货			表面鲜红、紫红色至紫黑色，每千克杂质<3%

四、化学成分

本品含有山茱萸苷、莫诺苷、马钱苷、獐牙菜苷等环烯醚萜苷类，熊果酸、齐墩果酸等三萜类，没食子酸、苹果酸、酒石酸等有机酸类，还含有鞣质、维生素A等。

质量控制：《中国药典》（2020年版）规定，以熊果酸、莫诺苷、马钱苷作TLC定性鉴别成分；HPLC定量测定莫诺苷（$C_{17}H_{26}O_{11}$）、马钱苷（$C_{17}H_{26}O_{10}$）的总量不得少于1.2%。

五、药理作用

1. 强心　山茱萸提取物能增强心肌收缩力，增加心排血量，升高动脉收缩压、舒张压、平均血压及左心室内压。

2. 抗心律失常　山茱萸能延长乌头碱诱发的大鼠心律失常的潜伏期，降低$CaCl_2$致大鼠室颤的发生率和死亡率。

3. 降血糖及抗糖尿病并发症　山茱萸醇提取物对肾上腺素、四氧嘧啶及STZ诱发的大鼠糖尿病模型均有降血糖作用，能降低其餐后血糖水平，并能降低高血糖动物的血液黏滞度，抑制血小板聚集，但对正常大鼠血糖无影响。山茱萸环烯醚萜总苷能减少糖尿病血管并发症和糖尿病肾病。山茱萸醇提取液可帮助 D- 半乳糖致衰老大鼠降低体内糖化血红蛋白、晚期糖化终末产物水平。

4. 保肝 山茱萸所含獐牙菜苷可帮助 D- 半乳糖胺所致动物抑制血清 ALT、AST 活性的异常升高，降低肝组织 MDA 含量。山茱萸的保肝机制可能与其抑制氧化应激及抗炎症反应有关。

5. 抗炎、镇痛 山茱萸水煎剂能抑制醋酸诱发的小鼠腹腔毛细血管通透性增加，也能抑制二甲苯所致小鼠耳肿胀和蛋清、角叉菜胶所致大鼠足肿胀，降低大鼠肾上腺内维生素 C 的含量。山茱萸的抗炎机制与其增强垂体 - 肾上腺皮质功能有关。山茱萸水提取物、山茱萸多糖粗提取物对热刺激、化学刺激引起的疼痛反应有镇痛作用。

6. 调节免疫功能 山茱萸水提取液可升高小鼠血清 IgG、IgM 的含量。山茱萸多糖可提高大鼠淋巴细胞转化率，促进溶血空斑形成，激活 NK 细胞，提高巨噬细胞活性，促进 IL-1、IL-2、TNF 和 γ -IFN 的分泌。

7. 抗肿瘤 山茱萸多糖可诱导人宫颈癌 HeLa 细胞凋亡，抑制肿瘤细胞增殖，以上作用机制可能与其降低肿瘤细胞的 Bcl-2 基因表达有关。

8. 其他 山茱萸还具有降血脂、抗动脉粥样硬化、抑制血小板聚集、抗血栓形成、对抗脑缺血性神经损伤、对抗骨质疏松等作用。

六、临床应用

1. 肝肾亏虚证 本品酸温质润，温而不燥，补而不峻，为阴阳双补之要药。治肝肾阴虚所致的头晕目眩、腰酸耳鸣者，常与滋阴药同用，如《小儿药证直诀》六味地黄丸，以之与熟地黄、山药等配伍；治肾阳不足所致的腰酸畏冷、小便不利或频数者，常与温肾助阳药配伍，如《金匮要略》肾气丸，以之与肉桂、附子等同用；治肾阳虚所致的阳痿者，多与补阳起痿之品配伍，如补骨脂、巴戟天、淫羊藿等。

2. 遗精、滑精、遗尿、尿频 本品既能补肾，又能缩精固尿，对肾虚遗滑之证，有标本兼顾之妙，为固精止遗之要药。治肾阴不足之遗精，常配伍滋阴固肾之品，如熟地黄、枸杞子、山药等；治肾阳不足所致的阳痿、遗精、滑精者，常与温肾固涩之品同用，如《扶寿精方》草还丹，与之配伍补骨脂、当归等；治肾虚膀胱失约之遗尿、尿频者，可配伍补肾收敛之品，如覆盆子、金樱子、桑螵蛸等。

3. 崩漏、月经过多 本品能补肝肾、固冲任、收敛止血。治肝肾亏损所致冲任不固之崩漏及月经过多者，常与补肝肾、调经水药同用，如《傅青主女科》加味四物汤，以之配伍熟地黄、白芍、当归等；若脾气虚弱，致冲任不固而漏下不止者，可与补气止血之品同用，如《医学衷中参西录》固冲汤，以之配伍黄芪、白术、棕榈炭等。

4. 大汗不止、体虚欲脱　本品味酸收敛，有较强的止汗之功，为敛汗固脱之药。治元气欲脱或久病虚脱之大汗者，常与补气、回阳药同用，如《医学衷中参西录》来复汤，以之与人参、附子、龙骨等配伍。

七、现代应用

1. 糖尿病　由山茱萸和其他中药组成的复方如六味地黄丸、胜甘汤等，可用于糖尿病辅助治疗，能够改善患者症状，减轻周围神经炎、肾病等并发症。

2. 恶性肿瘤　如辅助治疗原发性非小细胞肺癌，以及减轻肿瘤化疗的不良反应。

3. 其他用途　可治疗子宫功能性出血或月经过多、遗精、遗尿、小便频数及虚汗症等。

第六节　茯苓

本品为多孔菌科真菌茯苓 *Poria cocos*（Schw.）Wolf 的干燥菌核。菌核埋于土壤，寄生于松科植物赤松或马尾松等树根上。主产自于云南、安徽、湖北、四川等地，其中以云南野生者质量最佳，习称"云苓"；安徽栽培产量最大，习称"安苓"。多于 7～9 月采挖，挖出后除去泥沙，堆置"发汗"后，摊开晾至表面干燥，再"发汗"，反复数次至现皱纹及内部水分大部散失后，阴干，称为"茯苓个"；或将鲜茯苓按不同部位切制，阴干，分别称为"茯苓块"和"茯苓片"。

一、产地

《神农本草经》中称茯苓为"生山谷"。汉代《名医别录》中记载："其有抱根者名茯神，生太山大松下。"此太山即现泰山，在今山东境内。南北朝陶弘景《本草经集注》称茯苓"今出郁州"，为现连云港市，在江苏境内。宋初年间《本草图经》指出茯苓的产地包括了泰山、华山、嵩山。涉及今山东、陕西和河南三省。北宋时期《证类本草》中记载泰山茯苓已经不复采用，以华山为第一，雍州南山亦不如。

可见，在宋朝，茯苓产地以华山为最，且已经有了道地药材的概念。南宋《宝庆本草折衷》称茯苓"生太山山谷大松下，及嵩高、三辅、泰华、西京，郁、雍州"，指茯苓产地范围包括了今天嵩山，陕西中部、西部、南部，河南洛阳，江苏连云港等地。明朝《太乙仙制本草药性大全》称茯苓"云南、贵州者独佳"，即今天"云苓"道地药材的最早记载。清朝《本草从新》称其"产云南。色白而坚实者佳。去皮（产浙江者，色虽白而体松、其力甚薄，近今茯苓颇多种者、其力更薄矣）"。可见在清朝就通过与其他产地对比药效肯定了云苓的道地性。《中华本草》中称其分布于吉林、安徽、浙江、福建、台湾、河南、湖北、广西、四川、贵州、云南等地。

二、商品规格

根据加工方式和外观性状的不同，茯苓药材分为"个苓""茯苓片""白苓块""白苓丁""白碎苓""赤苓块""赤苓丁""赤碎苓""茯苓卷""茯苓刨片"等十个规格；根据颜色、质地等，将部份规格的茯苓分为"选货""统货"两个等级，又将部分"选货"分为"一等"和"二等"两个等级。以上应符合表2-6要求。

表2-6　茯苓的规格等级划分

规格	等级		性状描述	
			共同点	区别点
个苓	选货		大小不等，呈不规则圆球形或块状，表面黑褐色或棕褐色。断面白色。气微，味淡	体坚实、皮细、完整。部分皮粗、质松，间有泥沙、水锈、破伤，不超过总数的20%
	统货			质地不均，部分松泡，皮粗或细、间有泥沙、水锈、破伤
茯苓片	选货	一等	不规则圆片状或长方形，大小不等，含外皮，边缘整齐，厚度不小于3mm	色白，质坚实，边缘整齐
		二等		色灰白，部分边缘略带淡红色或淡棕色，质松泡，边缘整齐
	统货			色灰白，部分边缘略带淡红色或淡棕色，质地不均，边缘整齐
白苓块	选货	一等	呈扁平方块，边缘苓块可不成方形无外皮，色白，大小不等，宽度最低不小于2cm，厚度在1cm左右	质坚实
		二等		质松泡，部分边缘为淡红色或淡棕色
	统货			质地不均，部分边缘为淡红色或淡棕色

规格	等级	性状描述	
		共同点	区别点
白苓丁	选货 一等	呈立方形块，部分形状不规则，一般在0.5～1.5cm	色白，质坚实，间有少于5%的不规则碎块
	选货 二等		色灰白，质松泡，间有少于10%的不规则碎块
	统货		色白或灰白，质地不均，间有不少于10%的不规则碎块
白碎苓	统货	加工过程中产生的白色或灰白色茯苓，碎块或碎屑，体轻、质松	
赤苓块	统货	呈扁平方块，边缘苓块可不成方形，无外皮，色淡红或淡棕，质松泡，大小不等，宽度最低不小于2cm	
赤苓丁	选货	呈立方形块，部分形状不规则，长度在0.5～1.5cm	色淡红或淡棕，质略坚实，间有少于10%的不规则碎块
	统货		间有不少于20%的不规则碎块
赤碎苓	统货	为加工过程中产生的淡红色或淡棕色大小形状不规则的碎块或碎屑，体轻、质松	
茯苓卷	统货	呈卷状薄片，白色或灰白色，质细，无杂质，长度一般为6～8cm，厚度小于1mm	
茯苓刨片	统货	呈不规则卷状薄片，白色或灰白色，质细，易碎，含10%～20%的碎片	

三、化学成分

本品主要含茯苓多糖、茯苓素、茯苓酸等，以及含有蛋白质、麦角甾醇、脂肪、卵磷脂、氨基酸及微量元素等。

质量控制:《中国药典》（2020 年版）规定，以对照药材作 TLC 定性鉴别成分。

四、药理作用

1. 利尿 茯苓对健康的人和动物利尿作用不明显，但茯苓可增加水肿患者尿液排出，尤其对于严重水肿的肾炎及心脏病患者，利尿作用均显著。茯苓所含茯苓素是其利尿的有效成分，茯苓素因其化学结构与醛固酮相似，可与肾小管细胞质膜的醛固酮受体结合，拮抗醛固酮活性，提高尿中 Na^+/K^+ 比值，从而产生排钠利尿作用。

2. 增强免疫功能 茯苓多糖、羧甲基茯苓多糖、茯苓素具有增强机体免疫功能的作用。茯苓对免疫系统、免疫组织、免疫器官都具有很好的改善和保护作用，有助于改善机体免疫情况，增强抗感染能力。

3. 抗肿瘤 茯苓多糖、羧甲基茯苓多糖、羟乙基茯苓多糖与茯苓素均有抗肿瘤作用。茯苓多糖对 S180 细胞膜磷脂酰肌醇转换具有抑制作用，对生长迟缓的移植性肿瘤作用尤为显著。硫酸酯化茯苓多糖在体内外均有抗胃腺癌作用。茯苓多糖及羧甲基茯苓多糖具有抗白血病作用。茯苓的抗肿瘤作用机制主要与增强机体免疫功能、激活免疫监视系统有关，也有一定直接的细胞毒作用。

4. 保肝 茯苓对 CCl_4 所致的肝损伤有明显的保护作用，可降低血清 ALT 活性，防止肝细胞坏死。羧甲基茯苓多糖在细胞株培养中对 HBsAg 和 HBeAg 分泌有较好的抑制作用，也可以促进肝细胞再生。

5. 抗动脉粥样硬化 茯苓配合有氧运动可预防高脂饮食所致血脂异常，减轻血管内皮和管壁损伤程度，具有良好的抗动脉粥样硬化作用。

6. 抗炎作用 小剂量的茯苓多糖能抑制二甲苯所致的小鼠耳肿，同时对棉球所致大鼠皮下肉芽肿的形成有抑制作用，故表明茯苓多糖具有抑制急慢性炎症反应的作用。

7. 其他作用 茯苓对幽门结扎所形成的溃疡有预防作用，并能有效降低胃酸含量；同时，还具有抗氧化、抗衰老、提高记忆力、调节泌尿系统、降血糖、美白、降血脂、镇静、催眠、抗癫痫等作用。

五、临床应用

1. 水肿、小便不利 本品甘淡渗利，药性平和，无寒热偏胜。既渗利水湿以祛邪，又健脾助运以扶正，为利水消肿之要药，适用于寒、热、虚、实各种水肿，其他水湿病证亦常选用。治水湿内停之水肿、小便不利，常与利水消肿药配伍，以增利水之力，如《伤寒论》五苓散，以本品与猪苓、泽泻、桂枝同用。若治脾肾阳虚之水肿，宜与温阳利水药配伍，如《伤寒论》真武汤，以本品配伍附子、生姜等。若治水热互结、热伤阴津致小便不利者，须配伍泄热、滋阴之品，如《伤寒论》猪苓汤，以本品与滑石、猪苓、阿胶同用。

2. 痰饮证 脾失健运致水湿内停，积聚而成痰饮。本品既利水，又健脾。治痰饮停于胸胁，症见胸胁胀满、目眩、心悸、短气，常配伍温阳化饮、健脾燥湿之品，如《金匮要略》苓桂术甘汤，以本品与桂枝、白术、甘草同用。若治寒饮停胃之呕吐者，多与降逆止呕药配伍，如《金匮要略》小半夏加茯苓汤，以本品与半夏、生姜同用。

3. 脾虚证 本品具有健脾之功，可治脾虚诸症，然而药效平和，作用和缓，多与补气健脾之品同用。治脾胃虚弱之食少纳呆，常与补气药配伍，如《和剂局方》四君子汤，以本品与人参、白术、甘草同用。若治脾虚湿盛之泄泻，常与补气健脾、除湿、止泻之品同用，如《和剂局方》参苓白术散，以本品与人参、白术、薏苡仁等配伍。

4. 心神不安证 本品入心经，具有益心脾、宁心神的功效。治疗心脾两虚，气血不足之心悸、失眠、健忘，多与补气养血安神药配伍，如《济生方》归脾汤，以本品与人参、黄芪、当归、远志等同用。若治心气亏虚、惊恐不眠者，则与益心气、安心神之品同用，如《医学心悟》安神定志丸，以本品与人参、远志等同用。

六、现代应用

1. 水肿 水肿患者用茯苓治疗，利水消肿作用明显。

2. 肿瘤 茯苓多糖口服液可增强机体免疫功能，减少放、化疗患者的不良反应。

3. 其他 以茯苓为主药治疗胃下垂合并胃炎及溃疡病者，能改善胃肠道症状；茯苓粉治疗由轮状病毒感染所致的婴幼儿秋冬季腹泻有显效。

第七节　杜仲

本品为杜仲科植物杜仲 *Eucommia ulmoides* Oliv. 的干燥树皮。主产自于湖北、四川、贵州、云南等地。栽培 10～20 年，4～6 月剥取，刮去粗皮，堆置"发汗"至内皮呈紫褐色，晒干。

一、产地

杜仲入药始载于秦汉时期的《神农本草经》，列为上品。《神农本草经》曰："杜仲，味辛，平。主腰脊痛，补中，益精气，坚筋骨，强志，除阴下痒湿，小便余沥。久服轻身耐老。一名思仙。生山谷。"《名医别录》记载杜仲："味甘，温，无毒，主治脚中酸疼痛，不欲践地。一名思仲，一名木棉。生上虞及上党、汉中。二月、五月、六月、九月采皮，阴干。"《本草经集注》记录杜仲为："味辛、甘，平、温，无毒。主治腰脊痛，补中，益精气，坚筋骨，强志，除阴下痒湿，小便余沥。

脚中酸疼痛，不欲践地。久服轻身，耐老。一名思仙，一名思仲，一名木棉。生上虞山谷又上党及汉中。二月、五月、六月、九月采皮，阴干。"

唐代《新修本草》记录为："杜仲味辛、甘，平、温，无毒。主腰脊痛，补中，益精气，坚筋骨，强志，除阴下痒湿，小便余沥。脚中酸疼痛，不欲践地。久服轻身耐老。一名思仙，一名思仲，一名木棉。生上虞山谷又上党及汉中。二月、五月、六月、九月采皮，阴干。"唐代《新修本草》记载的内容与南朝时期《本草经集注》记载的一致。宋代苏颂《本草图经》记录为："杜仲，生上虞山谷及上党、汉中。今出商州、成州、峡州近处大山中亦有之。木高数丈，叶如辛夷，亦类柘；其皮类浓朴，折之内有白丝相连。二月、五月、六月、九月采皮用。江南人谓之。初生叶嫩时，采食，主风毒香港脚，及久积风冷、肠痔、下血。亦宜干末作汤，谓之芽。花、实苦涩，亦堪入药。木作屐，亦主益脚。箧中方主腰痛补肾汤，杜仲一大斤，五味子半大升，二物细切，分十四剂，每夜取一剂，以水一大升，浸至五更，煎三分减一，滤取汁；以羊肾三四枚，切，下之，再煮三、五沸，如作羹法，空服顿服。用盐酢和之，亦得，此亦见崔元亮《海上方》。但崔方不用五味子耳。"描述了杜仲的植物形态，"木高数丈，叶如辛夷，亦类柘"。宋代《证类本草》记载杜仲："生上虞山谷及上党、汉中。"陶隐居云杜仲："上虞在豫州、虞、虢之虞，非会稽上虞县也。今用出建平、宜都者，状如厚朴，折之多白丝为佳。"臣禹锡等谨按蜀本《图经》云："生深山大谷。树高数丈。叶似辛夷。折其皮多白绵者好。木高数丈，叶如辛夷，亦类柘；其皮类浓朴，折之内有白丝相连。"明代刘文泰《本草品汇精要》云："《图经》曰生上虞山谷及上党、汉中，今出商州、成州、峡州近处大山中亦有之，建平、宜都者佳。苗高数丈，叶颇似辛夷，圆而又尖，亦似柘叶，其皮全类厚朴，但折之其中有丝光亮，如绵相连不断。"清代张志聪《本草崇原》记载："杜仲木皮，状如厚朴，折之有白绵相连，故一名木棉。杜字从土，仲者中也。此木始出于豫州山谷，得中土之精，《本经》所以名杜仲也。李时珍曰，昔有杜仲，服此得道，因以名之谬矣。在唐宋本草或有之矣，《神农本草》未必然也。"

《药用植物学》记载："杜仲科1属1种。是我国特产，分布在长江中游各省。植物体含乳汁细胞，内含杜仲胶。"《中国植物原色图鉴》记载杜仲："落叶乔木，高达20m。树皮、枝、叶、果内均含胶质，折断后有较多银白色细丝。树皮毁损，小枝光滑，淡褐色或黄褐色，具细小的皮孔，髓心片状。"

综上可以判断，古代与现在用的杜仲来源一致。

二、炮制

（一）炮制方法

1.杜仲 取原药材，刮去粗皮，洗净，润透，切丝或块，干燥。

2.盐杜仲

（1）取杜仲块，置锅内用武火炒至黑色并易断丝，但须存性，用盐水喷洒，取出，防止复燃，晾干，即得。每100kg杜仲块，用盐2kg，加适量水化开澄清。

（2）取砂置锅内加热至一定程度，倒入杜仲块，武火炒至断丝，取出，筛去砂，趁热喷匀盐水，晾干。每100kg杜仲块，用食盐2kg，加适量水化开澄清。

（3）取杜仲块，先用盐水拌匀吸尽后置锅内，用武火炒至黑色并易断丝，但须存性，用水喷灭火星，取出晾干。每100kg杜仲片，用食盐2kg，加适量水化开澄清。

（二）饮片功效

1.杜仲 具有补肝肾、强筋骨、安胎的功能。生杜仲不易煎出有效成分，较少应用。

2.盐杜仲 经盐炙后引药入肾，直达下焦，温而不燥，增强补肝肾、强筋骨、安胎的作用。常用于肾虚腰痛、筋骨无力、妊娠漏血、胎动不安和高血压症。

三、商品规格

根据市场流通情况，杜仲药材按照其厚度、形状等指标进行等级划分，应符合表2-7要求。

表2-7　杜仲的规格等级划分

等级	性状描述				
	共同点	区别点			
		形状	厚度	宽度	碎块
一等	去粗皮。外表面灰褐色，有明显的皱纹或纵裂槽纹，内表面暗紫色，光滑。质脆，易折断，断面有细密、银白色、富弹性的橡胶丝相连。气微，味稍苦	板片状	≥0.4cm	≥30cm	≤5%
二等		板片状	0.3～0.4cm	不限	≤5%
统货		板片或卷形	≥0.3cm	不限	≤10%

四、化学成分

本品含松脂醇二葡萄糖苷、丁香树脂酚等木脂素类，桃叶珊瑚苷、杜仲苷等环烯醚萜类，还含有杜仲胶、多糖类、杜仲抗真菌蛋白、黄酮类、氨基酸、脂肪酸、维生素及微量元素等。

质量控制：《中国药典》（2020 年版）规定，HPLC 定量测定松脂醇二葡萄糖苷（$C_{32}H_{42}O_{16}$）的含量不得少于 0.10%。

五、药理作用

1. 降低血压 杜仲水提取液口服对肾型高血压、自发性高血压大鼠均有降低血压作用，但一般起效较慢，需连续给药 1 周后起效。杜仲有扩张血管平滑肌的作用，则外周血管扩张使血压下降。

2. 抗骨质疏松 去势大鼠灌服杜仲提取物后，可提高其血清中雌二醇含量，具有类雌激素样作用，有效阻止大鼠去势引起的骨丢失，进而抑制股骨质量下降和骨小梁减少，增加骨矿物质含量和骨密度，提高骨生物力学水平，预防由骨质疏松所致的骨折。

3. 抗氧化 杜仲有清除超氧阴离子和羟自由基活性的作用。杜仲提取液能有效阻止低密度脂蛋白胆固醇的氧化过程，其中原儿茶酸为主要有效成分。

4. 增强运动能力 杜仲提取物可改善力竭大鼠物质代谢，延长运动时间，增强运动能力。

5. 调节免疫功能 杜仲醇提取物可降低卡介苗与大肠杆菌脂多糖所致的肝损伤小鼠肝脾指数的升高和血清中 ALT、AST 活性的升高，亦能降低肝组织中 MDA 水平，增加肝组织中 SOD 和 GSH-PX 的活性。

6. 安胎 杜仲叶浸膏可抑制垂体后叶素所致的子宫平滑肌强烈收缩，且随剂量增加而作用增强。

7. 神经细胞保护作用 杜仲通过一定程度地抑制乙酰胆碱酯酶（AchE）活性，起到神经保护作用，可用于治疗神经退行性疾病，如阿尔茨海默病（AD）。

8. 其他作用 杜仲提取物具有一定调节血脂、降血糖、抗突变、保肝、利胆、利尿的作用。

六、临床应用

1. 肝肾不足，筋骨不健证 本品有补益肝肾、强壮筋骨的功效，为治疗肾虚腰痛、下肢痿软之要药。可单用，亦常与补肾强筋药同用，如《和剂局方》青娥丸，以其与胡桃肉、补骨脂等伍用。若遇痹证日久，肝肾两虚，气血不足而见腰膝冷痛、下肢痿软者，可与补肝肾、强筋骨、祛风湿药配伍，如《千金要方》独活寄生汤，以之与桑寄生、牛膝、独活等同用。此外，其补肾阳之功，亦常用于肾阳虚之阳痿遗精、遗尿、尿频等证，当与其他温补肾阳药同用以增疗效。

2. 冲任不固、胎动不安或滑胎 本品善能补肝肾、固冲任以行安胎之功，单用有效，如《圣济总录》杜仲丸，单用本品为末，枣肉为丸，治胎动不安。亦常与其他补肾固胎之品同用，如《简便单方》以之与川断、山药同用，治频惯堕胎者；《叶氏女科》固胎丸以其配补气血、安胎的黄芪、当归、续断等，治气血不充之滑胎；《中医妇科治疗学》补肾安胎饮用本品与续断、阿胶、菟丝子相伍，治疗肾虚之胎动不安。

七、现代应用

1. 风湿疼痛、腰膝酸软、无力 杜仲颗粒亦可与其他补肾中成药合用（如杜仲壮骨胶囊），治疗腰膝酸软、筋骨疼痛、乏力、屈伸不利，步履艰难等症。

2. 高血压 杜仲水煎代茶饮，或口服杜仲平压片、杜仲降压片，或杜仲与其他中药一起合用，有一定降血压的作用。

3. 习惯性流产 可用杜仲与菟丝子、阿胶等配伍水煎服。

第八节 远志

远志科植物远志 *Polygala tenuifolia* Willd. 或卵叶远志 *Polygala sibirica* L. 的干燥根。主产自于山西、陕西、吉林、河南等地，以山西的产量最大，陕西的质量较好。春季或秋季采挖，除去须根和泥沙，晒干，或除去木心后晒干。

一、产地

远志始载于《神农本草经》，书中将其列为上品，"味苦，温。主咳逆，伤中，补不足，除邪气，利九窍，益智慧，耳目聪明，不忘，强志倍力。久服，轻身不老"。明代李时珍《本草纲目》曰远志："此草服之能益智强志，故有远志之称。"远志资源品种众多，在我国广泛分布。《中国药典》规定以远志和卵叶远志作药用，但因卵叶远志的野生蕴藏量较少，目前商品远志主要为远志，故在此只对远志科植物远志的产地变迁进行分析、总结。

远志产地最早记录于魏晋时期的《名医别录》，"生太山及宛朐"，太山为今山东泰山，宛朐为今山东菏泽县西南部，位于黄河沿岸。南北朝的《本草经集注》中记载远志"生太山及宛朐川谷"，又记载"宛朐县属衮州济阴郡，今犹从彭城北兰陵来"，衮州为今山东济宁，兰陵为今山东临沂。宋代的《本草图经》中记载，"远志，生泰山及冤句川谷，今河、陕、京西州郡亦有之"，但"泗州出者花红，根、叶俱大于它处；商州者根又黑色"，泗洲为今河南省南阳市，商州为今陕西省商洛市，只有夷门（今河南开封）和解州（今山西运城盐湖区）远志为远志科植物远志。明代《本草纲目》中记载："《别录》曰，'远志生太山及冤句川谷'。弘景曰，'冤句属衮州济阴郡，今此药犹从彭城北兰陵来'。颂曰，'今河、陕、洛西州郡亦有之'。"清代《本草从新》记载以山西省为远志药材的道地产区，"山西白皮者佳（山东黑皮者、次之）"。清代《植物名实图考》中记载远志："救荒本草'俗传夷门远志最佳，今蜜县梁家冲山谷间多有之。图经载数种，所谓似大青而小，三月开花白色者，不知何处所产。今太原产者，与救荒本草图同，原图解州远志，不应与太原产迥异'。"

《中国药材学》收载："远志分布于东北、华北及山东、陕西、甘肃。主产于山西、河南、河北、陕西；内蒙古、吉林、辽宁、山东、安徽等地亦产。山西、陕西产品销全国，并出口。"《中华本草》收载："远志分布于东北、华北、西北及山东、江苏、安徽和江西等地。主产于东北、华北、西北以及河南、山东、安徽部分地区，以山西、陕西产量最大。销全国，并出口。"《现代中药材商品通鉴》收载："远志主产于山西阳高、闻喜、榆次、芮城，陕西韩城、大荔、华阴、绥德、咸阳，吉林哲里木盟及白城地区，河南巩县、卢氏。此外，山东、内蒙古、安徽、辽宁、河北等地均产。"《500味常用中药材的经验鉴别》收载："远志商品多来源于野生资源，分布于华北、东北及西北广大地区。主产于河北迁西、平山、平泉；山西五台、忻州、石楼；内蒙古准格尔旗、扎鲁特旗、阿鲁科尔沁旗、达拉特旗；辽宁义县、阜新、彰武；吉林洮南、双阳；山东淄川、沂水、博山、枣庄；河南卢氏、林县、辉县；陕西延长、绥德、神木、清涧、韩城、咸阳；甘肃清水、武山、张家川、镇远等地，多以山西所产为地道产品。"《金世元中药材传统鉴别经验》收载："远志主产于山西晋南地区如曲沃、绛县、闻喜、侯马、夏县、稷山、万荣、芮城、翼城、永济，陕西韩城、郃阳、华阴、大荔、澄城、蒲城，河南陕县、渑池、林县、荥阳、巩县、栾川、卢氏、南召，河北迁西、平山、易县、涞源、迁安、平泉、承德，内蒙古赤峰地区，山东临沂地区以及辽宁、宁夏、甘肃等地。远志的产地很广，但无论质量还是产量均以山西为首位。"

经过对历代本草中对于远志主产地记载的整理，发现远志产区主要沿黄河流域分布、迁移。从最早有记录的山东菏泽、泰山等地，到宋、明时期增加了河南开封、南阳、洛阳及山西运城等产地，清代与近现代本草中则多以山西、陕西作为远志的道地产区，而其中又以山西量大质优为道地产区首选。20世纪80年代，山西运城地区的药农完成野生远志的引种驯化，形成了独特且成熟的采收、加工、贮藏方式，并成为重要的远志集散地，所以现代将山西立为远志的道地产区。

结合古代本草及近现代文献调研，并经过市场与产地实地调研后，本部分认为远志的道地产区应以黄河中游流域为核心地域（以山西的吕梁山脉、中条山脉及周边地区为主）。

二、炮制

（一）炮制方法

1. 远志 取原药材，除去杂质，略洗，润透，去心，切断，干燥。

2. 制远志 取甘草适当粉碎，加适量水煎煮两次，合并煎液浓缩至甘草量的10倍，加入净远志，用文火煮至汤被吸净，取出干燥。每100kg远志，用甘草6kg。

3. 蜜远志 取炼蜜，用适量开水稀释，淋于净远志段中拌匀，闷透，置锅内，文火炒至不粘手时，取出放凉。每100kg远志，用炼蜜25kg。

（二）饮片功效

1. 远志 具有安神益智、祛痰、消肿的功能。生远志祛痰开窍之力较强，治疗咳嗽痰多之证，但生用易戟人咽喉，引起恶心呕吐。多外用涂敷，用于痈疽肿毒，乳房肿痛。

2. 制远志 甘草水既能缓和燥性，又能消除麻味及防止刺激咽喉，功效以安神益智为主。用于心神不安，惊悸，失眠，健忘。

3. 蜜远志 蜜炙后能增强化痰止咳的作用，多用于咳嗽，痰多，难咳出者。

三、商品规格

根据加工方式不同，远志药材分为"远志筒""远志肉""全远志"三个规格；在"远志筒"项下，依据药材中部直径大小、抽心率高低等因素进行等级划分。以上应符合表2-8要求。

表 2-8 远志的规格等级划分

规格	等级	性状相同点	性状区别点	直径/mm	抽心率	长度/cm
远志筒	大筒	表面灰黄色至灰棕色，有较密并深陷的横皱纹、纵皱纹及裂纹，老根的横皱纹较密更深陷，略呈结节状。质硬而脆，易折断，断面皮部棕黄色。气微，味苦、微辛，嚼之有刺喉感	呈筒状，中空	≥4	≥95%	≥3
	中筒			≥3	≥90%	≥3
	统货			≥3	≥80%	≥3
远志肉	统货		多为破裂断碎的肉质根皮，皮粗细厚薄不等	1号筛通过率≤15%	≥80%	不做要求
全远志	统货		圆柱状，含有木心，木部黄白色，皮部易与木部剥离	≥3	不做要求	≥3

四、化学成分

本品主要含远志皂苷、细叶远志皂苷等皂苷类，远志叫酮Ⅲ、远志酮等叫酮类，也含有远志醇、生物碱、糖及糖苷、细叶远志定碱、树脂、脂肪油等。

质量控制:《中国药典》(2020 年版)规定，以对照药材、细叶远志皂苷作 TLC 定性鉴别成分；HPLC 定量测定细叶远志皂苷（$C_{36}H_{56}O_{12}$）的含量不得少于 2.0%，远志叫酮Ⅲ（$C_{25}H_{28}O_{15}$）的含量不得少于 0.15%，3,6'–二芥子酰基蔗糖（$C_{36}H_{46}O_{17}$）的含量不得少于 0.50%。

五、药理作用

1. 镇静、改善睡眠 远志皂苷及黄酮能增加阈下剂量的戊巴比妥钠致睡眠动物数。远志水煎液可减少电刺激睡眠剥夺大鼠的觉醒时间，延长其总睡眠时间。

2. 增强学习记忆功能 远志提取物、远志皂苷及远志皂苷元能够改善 AD 动物模型的学习记忆能力。

3. 镇咳 远志及其炮制品的水煎液均有镇咳作用，其中蜜制远志和甘草炙远志的镇咳作用较为显著。

4. 祛痰 远志及其炮制品的水煎液均有祛痰作用。远志的祛痰作用机制与其所含皂苷对胃黏膜产生刺激，反射性促进支气管分泌液增加有关。

5. 其他作用 远志对未孕大鼠子宫平滑肌有兴奋作用。远志皂苷 H 对离体兔回肠、脑主动脉条和豚鼠气管条等平滑肌均有兴奋作用。远志皂苷元可以促进体外培养的人神经干细胞增生和分化。远志寡糖脂类化合物具有神经保护作用。

六、临床应用

1. 心神不宁证　本品主入心、肾经，性宣泄通达，既能开心气而宁心安神，又能通肾气而强志不忘，为交通心肾、安定神志、益智强记之佳品。善治心肾不交的心悸、失眠、健忘者，常与补益心肾、宁心安神药配伍，如《三因极一病证方论方》远志丸，以之与熟地黄、茯苓、五味子等同用。

2. 癫狂、痫证　本品入心经，既能祛痰，又能开心窍，可治疗痰阻心窍的癫狂、痫证等病证。治疗痫证抽搐，可配伍天南星、天麻、全蝎等化痰息风之品。治疗癫狂发作，常与石菖蒲、白矾、郁金等豁痰开窍药同用。

3. 咳嗽痰多　本品入肺经，有祛痰止咳之功。治疗痰多黏稠、咳吐不爽者，可配伍杏仁、桔梗、甘草等化痰止咳之品。

4. 痈肿　本品辛开苦泄，有温通之力，可疏通气血之壅滞而消散痈肿。用于治疗各种痈肿，不论内服、外用均有疗效。内服可单用为末，黄酒送服，外用可将远志蒸软，加少量黄酒捣烂敷于患处。

七、现代应用

1. 失眠、健忘　远志与酸枣仁、五味子等配伍，可改善睡眠质量，提高记忆力。

2. 慢性支气管炎　远志酊、远志流浸膏，或远志配伍杏仁、桔梗等，有利于慢性支气管炎患者痰液排出。

第九节　巴戟天

本品为茜草科植物巴戟天 *Morinda officinalis* How 的干燥根。主产于广东、广西、福建、海南等地。全年均可采挖，洗净，除去须根，晒至六七成干，轻轻捶扁，晒干。

一、产地

巴戟天始载于《神农本草经》："出山谷，主大风邪气，阳痿不起，强筋骨，安五脏，补中，增志，益气。"魏晋时期《名医别录》记载巴戟天："味甘，无毒。主治头面游风，小腹及阴中相引痛，下气，补五劳，益精，利男子。生巴郡及下邳。

二月、八月采根，阴干。"南宋时期陶弘景《本草经集注》云："巴戟天，味辛、甘，微温，无毒。主治大风邪气，阴痿不起，强筋骨，安五脏，补中，增志，益气……今亦用建平、宜都者，状如牡丹而细，外赤内黑，用之打去心。"唐代《新修本草》记载："巴戟天苗，俗方名三蔓草。叶似茗，经冬不枯，根如连珠，多者良，宿根青色，嫩根白紫，用之亦同。连珠肉厚者为胜。"宋代《本草图经》描述为："今江淮河东州郡亦有之，皆不及蜀川者佳。叶似茗，经冬不枯……内地生者，叶似麦门冬而厚大。"并附有二图，为"归州（湖北宜昌）巴戟天"，植株似茶树，及"滁州（安徽滁县）巴戟天"，植株似麦冬。经查《四川中药志》与郑仰钦等人的研究及其他有关资料，川巴戟习惯上有三种植物，第一为木防己 *Cocculus orbiculatus*（L.）DC. 的根，在四川部分地区，用作"山豆根"；第二为白木通 *Akebia trifoliata* subsp. *australis*（Diels）T. Shimizu 的根，即"土巴戟"；第三为铁箍散 *Schisandra propinqua* var. *sinensis* Oliv. 的根。铁箍散为小型木质藤本，其叶呈椭圆形或卵状披针形，有短锯齿，以之与《本草图经》归州巴戟天图对照，基本相同，所以以铁箍散的根为《本草图经》收载的巴戟天。现代文献《四川常用中草药》《四川省中草药标准》等资料先后均将铁箍散以"香巴戟"的名称收载。1958 年，侯宽昭将市场使用广泛的茜草科巴戟天作为正品正式命名。随后的《中华本草》《现代中药材商品通鉴》、历代药典和各类书籍文献均将茜草科巴戟天（*Morinda officinarum* How）作为正品一直沿用。

明代李时珍《本草纲目》记载，《别录》曰：巴戟天生巴郡及下邳山谷，二月、八月采根，阴干。弘景曰：今亦用建平、宜都者，根状如牡丹而细。外赤内黑，用之打去心"。清代《植物名实图考》还是沿用《本草图经》中两种形态的巴戟天（滁州巴戟天和归州巴戟天）。药典中的巴戟天首载于清代《潮州府志》。民国时期《药物出产辨》收载巴戟天："产广东清远三坑，罗定要好，下四府（恩平、开平、新会、台山）南乡等次之，西江德庆系种山货，质味颇佳。广西南宁亦有出。"说明巴戟天品种产地南移，指出广东、广西亦产巴戟天。1963 年版《中国药典》一部收载巴戟天主产于广东、广西等地。《中国药材学》收载巴戟天主产于广东、广西、福建等地。《现代中药材商品通鉴》收载巴戟天主产于广东高要、德庆、五华、新丰、广宁、郁南、紫金、开封；广西钦州、上恩、玉林、宁明；福建南清、和平、永定、武平。

二、炮制

（一）炮制方法

1. 巴戟天　取原药材，除去杂质，洗净，置蒸笼内蒸透，趁热除去木心或用水润透除去木心，切断，干燥。

2. 盐巴戟天 取巴戟段，加盐水拌匀，待盐水被吸尽后，用文火炒干。或取净巴戟天，加盐水拌匀，蒸软，趁热除去木心，切断，干燥。每 100kg 巴戟天，用盐2kg，适量水化开澄清。

3. 制巴戟天 取净甘草捣碎，置锅内，加适量水，煎汤两次，去药渣，取甘草汤加入净巴戟天拌匀，煮至松软能抽去木心时，取出，趁热抽去木心，切断，干燥。每 100kg 巴戟天，用甘草 6.5kg。

（二）饮片功效

1. 巴戟天 具有祛风湿的功效。生品多用于肾虚兼风湿之证。

2. 盐巴戟天 经盐制后可引药归肾，温而不燥，补肾助阳，作用缓和，多服久服无伤阴之弊。常用于阳痿早泄，尿频或失禁，宫冷不孕，月经不调。

3. 制巴戟天 经甘草制后增加甘温补益之力，偏于补肾助阳、强筋骨。用于肾气虚损，胸中短气，腰脚疼痛，筋骨无力。

三、商品规格

根据市场流通情况，巴戟天药材分为"长条"和"剪片"两个规格，每个规格划分为"选货"和"统货"两个等级；根据中部直径和长度，再将巴戟天长条选货等级继续划分为"一等""二等"两个级别，将巴戟天剪片选货等级继续划分为"一等""二等""三等""四等"四个级别。以上应符合表 2-9 要求。

表 2-9 巴戟天的规格等级划分

规格	等级		性状描述	
			共同点	区别点
长条	选货	一等	本品为扁圆柱形，略弯曲，表面灰黄色或暗灰色，具纵纹和横裂纹，有的皮部横向断离露出木部；质韧，断面皮部厚，紫色或淡紫色，易与木部剥离；木部坚硬，黄棕色或黄白色，直径1~5mm。气微，味甘而微涩	直径1.6~2.3cm；长度20~30cm
		二等		直径1.0~1.5cm；长度15~25cm
	统货		本品为扁圆柱形，略弯曲，直径0.5~2.0cm；长度10~20cm。表面灰黄色或暗灰色，具纵纹和横裂纹，有的皮部横向断离露出木部；质韧，断面皮部厚，紫色或淡紫色，易与木部剥离；木部坚硬，黄棕色或黄白色，直径1~5mm。气微，味甘而微涩	

规格	等级		性状描述	
			共同点	区别点
剪片	选货	一等	本品为扁圆柱形，略弯曲，表面灰黄色或暗灰色，具纵纹和横裂纹，有的皮部横向断离露出木部；质韧，断面皮部厚，紫色或淡紫色，易与木部剥离；木部坚硬，黄棕色或黄白色，直径1～5mm。气微，味甘而微涩	直径1.6～2.0cm；长度6～10cm
		二等		直径1.1～1.5cm；长度5～9cm
		三等		直径0.7～1.0cm；长度4～8cm
		四等		直径0.5～0.6cm；长度3～6cm
	统货		本品为扁圆柱形，略弯曲，直径0.5～2.0cm；长度3～8cm。表面灰黄色或暗灰色，具纵纹和横裂纹，有的皮部横向断离露出木部；质韧，断面皮部厚，紫色或淡紫色，易与木部剥离；木部坚硬，黄棕色或黄白色，直径1～5mm。气微，味甘而微涩	

四、化学成分

本品主要含有茜黄素、大黄素甲醚、甲基乙烯异茜草素等蒽醌类，耐斯糖、果糖、蔗糖、葡萄糖、甘露糖等糖类，水晶兰苷、四乙酰车前草苷等环烯醚萜类，还含有黄酮类、氨基酸类、挥发性物质、甾体化合物及微量元素等成分。

质量控制:《中国药典》（2020年版）规定，以对照药材作 TLC 定性鉴别成分；HPLC 定量测定耐斯糖（$C_{24}H_{42}O_{21}$）的含量不得少于 2.0%。

五、药理作用

1. 抗衰老和抗疲劳 巴戟天煎剂有促进体重增长和抗疲劳的作用。巴戟天对精子的膜结构和功能具有明显的保护作用，并可改善精子的运动功能和穿透功能。

2. 升高白细胞 巴戟天煎剂能升高血中白细胞，对 ^{60}Co 照射过的小鼠尤为明显。

3. 抗抑郁 巴戟天寡糖、多糖及醇提取物可以减少海马区神经元损伤，减少脑组织氧化损伤，直接增强 5-HT 神经递质的表达，提高神经营养因子 BD-NF 的表达并调节海马神经可塑性。

4. 调节免疫功能 巴戟天多糖能增加幼年小鼠胸腺重量，提高巨噬细胞吞噬百分率，并能明显促进小鼠免疫特异性玫瑰花结形成细胞的形成。

5. 促进骨生长 巴戟天水提取物、醇提取物能诱导骨髓基质细胞向成骨细胞分化。

6.其他作用　巴戟天还有抗肿瘤、调节甲状腺功能、增强记忆、促进造血等作用。

六、临床应用

1.肾阳虚证　本品甘润不燥，性质温和，既补肾阳，又略具益精作用，常用于肾阳虚所致的阳痿、宫寒不孕、小便频数等症。可随证配伍补阳益精、暖宫散寒及固精缩尿药，如《景岳全书》赞育丹以其配淫羊藿、仙茅、熟地黄等壮阳益精之品，治疗阳痿精衰，虚寒无子；《和剂局方》巴戟丸以之配肉桂、吴茱萸、高良姜等温肾暖肝、散寒止痛药，治疗下元虚冷，宫冷不孕，月经不调，少腹冷痛；又《奇效良方》以之与益肾固精缩尿之桑螵蛸、益智仁、菟丝子等同用，治疗小便不禁。

2.肝肾不足、筋骨痿软及风湿痹证　本品主入肝肾，具有补肾益精、强筋健骨的功效，常用于治疗肝肾不足，筋骨痿软，可与其他补肝肾、强筋骨之品同用。如《张氏医通》金刚丸以其与肉苁蓉、杜仲、菟丝子等同用，治疗肾虚骨痿，腰膝酸软。又因其味辛能散而有祛风湿之功，可用于风湿痹证。加之其具补肾阳、强筋骨之效，故对风湿日久损及肝肾，或素体肾阳不足，筋骨不健兼有风湿痹痛者，尤为适宜，可与补肾阳、散寒止痛、强筋骨之附子、牛膝、杜仲等品同用，以增其效。

七、现代应用

1.抑郁症　中成药制剂巴戟天寡糖胶囊及地黄饮子和加味二仙汤在临床对抑郁状态的患者具有显著改善作用。

2.膝骨性关节炎　巴戟天汤具有补肾阳、祛风湿、强筋骨、散寒止痛等功效，可用于肾阳亏虚、风寒湿痹型膝骨关节炎患者，疗效显著，尤其是针对关节疼痛及关节作冷更具有显著改善效果。

第十节　五味子

本品为木兰科植物五味子 *Schisandra chinensis*（Turcz.）Baill. 的干燥成熟果实，习称"北五味子"。主产辽宁、黑龙江、吉林等地。秋季果实成熟时采摘，晒干或蒸后晒干，除去果梗及杂质。

一、产地

五味子最早载于战国末年《尔雅》："菋,荎藸。五味也,蔓生,子丛在茎头,药草也。"《尔雅翼》中记载:"郭氏以为,五味,今五味子是也。皮肉甘酸,核中辛苦,都有碱味,味既具矣,故其字以味,且能养五脏也。《圣贤冢墓记》曰,'孔子墓上五味木。地理位置今属山东'。"

秦汉时期《神农本草经》记载:"五味子,味酸,温。主益气,咳逆上气,劳伤,羸瘦。补不足,强阴,益男子精。生山谷。"汉末《名医别录》记载的五味子植物形态与上述基本一致,但在产地上又提到齐山山谷及代郡(今属山西省以东)。明代《本草纲目》记载五味子:"雷敩言,小颗皮皱泡者,有白扑盐霜一重,其味酸、咸、苦、辛、甘皆全者,为真也。"南北朝《本草经集注》中记载五味子:"今第一出高丽(今属朝鲜),多肉而酸甜。次出青州(今属山东的连云港),冀州(今属河南),味过酸,其核并似猪肾。又有建平者(今属江西鄱阳湖),少肉,核形不相似,味苦,亦良。"唐代《新修本草》记载五味子:"其叶似杏而大,蔓生木上。子作房如落葵,大如樱子,一出蒲州(今属山西省)及蓝田(今属山西省蓝田县)山中。"宋代《图经本草》记载五味子:"今河东陕西州郡(今属陕西、甘肃、内蒙古)尤多,杭越间亦有之(即今浙江省杭州和江苏省)。春初生苗,引赤蔓于离木,其长七尺,叶尖圆似杏叶,三四月开黄白花,类莲。"北宋《本草衍义》记载:"五味子今华州以西(今属陕西华县),至秦(今属甘肃天水县)多产之。"

二、炮制

(一)炮制方法

1. 五味子 除去杂质及果柄,洗净,干燥。

2. 醋五味子 取净五味子用米醋拌匀,蒸至醋被吸尽,表面显紫黑色时,取出,干燥。每100kg五味子,用米醋20kg。

3. 酒五味子 取净五味子,加酒拌匀,稍闷,蒸至酒尽,表面转黑色,取出,晒干。每100kg净五味子,用黄酒20kg。

4. 蜜五味子 取炼蜜用适量开水稀释后,加入净五味子,拌匀,闷透,用文火加热,炒至不粘手时,取出,放凉。每100kg净五味子,用炼蜜10kg。

(二)饮片功效

1. 五味子 具有收敛固涩、益气生津、补肾宁心的功效。生品以敛肺止咳、止汗为主。用于咳喘,自汗,盗汗,口干作渴。

2.醋五味子 醋制后可增强其酸涩收敛之性，使涩精止泻作用更强。用于遗精，泄泻。

3.酒五味子 酒制后可增强其益肾固精作用，用于肾虚遗精。

4.蜜五味子 蜜炙后补肾益肺作用之力更强，用于久咳虚喘。

三、商品规格

根据五味子药材的表面颜色和干瘪率，分为"一等"和"二等"两个等级，应符合表2-10要求。

表2-10　五味子的等级划分

等级	性状描述	
	共同点	区别点
一等	呈不规则球形、扁球形或椭圆形。皱缩，内有肾形种子1～2粒。果肉味酸，种子有香气，味辛微苦	表面红色、暗红色或紫红色，质油润。干瘪粒不超过2%
二等		表面黑红或出现"白霜"，干瘪粒不超过20%

四、化学成分

本品主要含五味子甲素、五味子醇甲等木脂素，单萜类、倍半萜类等组成的挥发油，还含有有机酸、维生素、脂肪油、氨基酸及多糖等。

质量控制：《中国药典》（2020年版）规定，以对照药材、五味子甲素作TLC定性鉴别成分；HPLC定量测定五味子醇甲（$C_{24}H_{32}O_7$）的含量不得少于0.40%。

五、药理作用

1.对中枢神经系统的作用 ①镇静。五味子乙醇及其水提取物均能延长戊巴比妥钠对小鼠的睡眠作用，减少小鼠自发活动，对抗苯丙胺对中枢的兴奋作用，可协同氯丙嗪及利血平抑制自主活动。②催眠。五味子水煎液、五味子果实挥发油及其有效成分五味子甲素、丙素、醇乙均可增加阈下睡眠剂量的戊巴比妥钠致小鼠睡眠的发生率，延长阈上睡眠剂量的戊巴比妥钠致小鼠睡眠的时间。③抗惊厥。五味子醇提取物可拮抗电休克以及烟碱、戊四氮、咖啡因等所致的强直性惊厥。④保护脑神经细胞。五味子醇甲对6-OHDA诱导的PC12细胞死亡有保护作用。⑤改善学习记忆。五味子可使小鼠跳台实验的错误次数减少，可促进小鼠脑内DNA和RNA的生物合成，90%醇提取物可提高小鼠脑内蛋白质的含量。五味子醇提取物可调节

D– 半乳糖所致脑老化模型中，小鼠中枢神经递质的含量，提高脑 NE、DA、5–HT 水平，并能降低脑 AChE 活力。

2. 保肝 五味子含药血清的体外实验研究表明五味子能有效拮抗 D– 半乳糖胺所致的肝细胞损伤。五味子醇提取物对化学毒物（如 CCl_4、硫代乙酰胺、对乙酰氨基酚等）引起的动物肝脏细胞损伤有保护作用，也可不同程度地降低血清转氨酶活性，减轻肝细胞的坏死，防止肝脂肪性变，抗肝纤维化。

3. 抗心肌缺血 五味子能扩张冠状动脉，增加冠脉血流量，能减轻垂体后叶素引起的急性心肌缺血，改善左前降支结扎引起心肌梗死后的心肌重塑，改善心脏功能，减少梗死面积。对高脂血症大鼠心肌缺血再灌注损伤和多柔比星致小鼠心肌损害均有保护作用。

4. 止咳 五味子乙醇提取物可改善慢性支气管炎小鼠支气管上皮细胞功能，具有止咳作用。五味子与细辛合用，其镇咳及祛痰的活性部位可能为五味子挥发油、五味子水提取液、五味子总酸、细辛挥发油。

5. 增强免疫功能 五味子能增加小鼠胸腺和脾脏重量，提高腹腔巨噬细胞的吞噬百分率和吞噬指数，促进溶血素及溶血空斑形成，促进淋巴细胞转化。五味子酚能保护脾淋巴细胞免受氧自由基的损伤。

6. 促进性功能 五味子 90% 醇提取物对性功能有一定的促进作用，可使动物睾丸重量和睾丸指数增加。五味子水提取液可使成年小鼠曲细精管直径增加，光镜下显示生精细胞的层数和精子数量增加。

7. 延缓衰老 五味子可延缓衰老小鼠胸腺和脾脏的萎缩，增加胸腺皮质细胞数及脾淋巴细胞数，促进衰老小鼠神经细胞的发育，延缓衰老小鼠脑线粒体能量代谢及神经元超微结构的改变。五味子酚可对抗由氧自由基引起的大鼠心肌线粒体损伤。

8. 抗胃溃疡 五味子甲素可抑制水浸法应激性、幽门结扎、阿司匹林、组胺等胃溃疡模型大鼠的胃液分泌，降低胃液酸度，促进溃疡愈合。戈米辛 A、去氧五味子素可抑制大鼠应激性溃疡。

9. 其他作用 五味子还有降血糖、抗肿瘤、抗菌、抗病毒等作用。

六、临床应用

1. 久咳虚喘 本品味酸收敛，甘温而润，能敛肺止咳平喘，又补肺气，滋肾阴，为治疗肺肾两虚、久咳虚喘之要药。治肺虚久咳，可单用熬膏或制片服，或与敛肺止咳药同用，如《卫生家宝方》五味子丸，以之与罂粟壳配伍。治肺气虚所致的咳嗽短气、神疲乏力，须与补气、止咳药同用，如《永类钤方》补肺汤，以之配伍人参、黄芪、紫菀等。治肺肾两虚所致的咳喘，常与补益肺肾之品同用，如《医宗己任编》都气丸，以之配伍山茱萸、熟地黄、山药等。本品长于敛肺止咳，配伍温肺化饮之品，亦可用于寒饮咳喘，如《金匮要略》苓甘五味姜辛汤，以之配伍细辛、干姜等。

2. 久泻不止 本品能涩肠止泻。治脾虚久泻，常与温中涩肠之品同用，如《世医得效方》豆蔻饮，以之配伍肉豆蔻、赤石脂等。治脾肾虚寒久泻不止，常与温阳补肾药同用，如《普济本事方》五味子散，以之与吴茱萸同用；《内科摘要》四神丸，以之与补骨脂、肉豆蔻、吴茱萸同用。

3. 遗精、滑精 本品能补肾涩精止遗，为治肾虚、精关不固所致的遗精、滑精之常用药，可单用熬膏服；或配伍温肾涩精之品，如《世医得效方》桑螵蛸丸，以之与桑螵蛸、附子、龙骨等同用。

4. 自汗、盗汗 本品善补气敛肺，固表止汗，为治疗虚汗的常用药。治气虚自汗，可配伍补气、敛汗之品，如人参、浮小麦等。治阴虚盗汗，常与滋阴药同用，如《寿世保元》麦味地黄丸，以之与熟地黄、山茱萸、麦冬等配伍。

5. 津伤口渴、消渴 本品具有生津止渴之功，又可益气以利阴津化生。治热伤气阴，汗多口渴者，常配伍补气养阴之品，如《内外伤辨惑论》生脉散，以之与人参、麦冬同用。治阴虚内热，口渴多饮之消渴证，常与清热养阴生津之品同用，如《医学衷中参西录》玉液汤，以之配伍山药、知母、天花粉、黄芪等。

6. 心悸、失眠、多梦 本品既能补益心肾，又能宁心安神。治疗阴血亏损之心神失养，或心肾不交之虚烦不眠、心悸，常与养阴、清心、安神之品同用，如《摄生秘剖》天王补心丹，以之配伍麦冬、丹参、酸枣仁等。

七、现代应用

1. 肝炎 五味子与其他中药组方可用于治疗急性、慢性以及迁延性肝炎。

2. 神经衰弱、失眠 临床上用五味子丸、五味子片、五味子糖浆、五味子颗粒、五味子胶囊等治疗失眠、神经衰弱等症均取得较满意疗效，可有效改善头晕耳鸣、心悸多梦、自汗盗汗等。

3. 冠心病、心绞痛 临床上可用参芪五味子片治疗冠心病、心绞痛。

4. 其他疾病 五味子用于肺肾两虚之咳喘，可治疗慢性支气管炎、阻塞性肺气肿；用于津伤之口渴，可治疗糖尿病；用于久泻不止，可治疗慢性结肠炎、过敏性结肠炎。

第十一节　小茴香

本品为伞形科植物茴香 *Foeniculum vulgare* Mill. 的干燥成熟果实。秋季果实初熟时采割植株，晒干，打下果实，除去杂质。

一、产地

小茴香作为药物使用的历史很早，小茴香又称茴香、怀香。作为入药首先记载于《药性论》。《新修本草》记载怀香子："叶似老胡荽极细，茎粗，高五六尺，丛生。"此为第一次使用"怀香"的原名，其功效为"主治诸瘘、霍乱及蛇伤"。在以后的很多方剂中都加入了本品，至今仍在使用着。作为单味药的作用，在赤松金芳的《新订和汉药》以及《中药大辞典》和《和汉药物学》中记载小茴香主要作为芳香健胃药使用。《本草纲目》记载小茴香："今近道人家园圃种之甚多。川人多煮食其茎叶。"原产于地中海地区，世界大多数地区均有野生或栽培，我国各省区也均有栽培。主产于内蒙古、山西、吉林、辽宁、黑龙江、重庆等地区，以山西产量大、内蒙古产品质优。

二、炮制

（一）炮制方法

1. 小茴香　取原药材，除去杂质及残梗，筛去灰屑。

2. 盐茴香　取净茴香，加盐水拌匀，略闷，待盐水吸尽后，用文火炒至微黄色，有香气逸出时，取出晾干。每 100kg 茴香，用盐 2kg，适量水化开澄清。

（二）饮片功效

1. 小茴香　生品具有理气和胃的功效。常用于胃寒呕吐，小腹冷痛，脘腹胀痛。

2. 盐茴香　经盐炙后辛散作用稍缓，专行下焦，长于温肾祛寒，疗疝止痛。常用于疝气疼痛，睾丸坠痛，肾虚腰痛。

三、商品规格

小茴香药材分为"统装""色青"两类规格。均以粒大、饱满、色黄绿、香气浓者为佳。

四、化学成分

本品主要含反式茴香脑、柠檬烯、茴酮、爱草脑、γ-松油烯、α-蒎烯、月桂烯等挥发油，花椒毒素、欧前胡素、佛手柑内酯等香豆素类，还含黄酮类、酚类、油酸、亚油酸、棕榈酸、花生酸、甾醇和生物碱等。

质量控制：《中国药典》（2020年版）规定，以茴香醛作 TLC 定性鉴别成分；挥发油测定法含挥发油不得少于 1.5%（mL/g）；GC 定量测定药材的反式茴香脑（$C_{10}H_{12}O$）的含量不得少于 1.4%，饮片的反式茴香脑（$C_{10}H_{12}O$）的含量不得少于 1.3%。

五、药理作用

1. 促进肠胃运动 小茴香可显著兴奋离体肠的收缩活动。

2. 抗溃疡 小茴香经灌胃或十二指肠给药能抑制应激性胃溃疡，显著抑制胃酸的分泌。

3. 抗肝肾毒性、抗肝纤维化 小茴香水提取物可降低血清中丙氨酸氨基转移酶、天冬氨酸氨基转移酶和透明质酸的水平，降低肝组织内胶原纤维含量以及 α-平滑肌肌动蛋白（α-SMA）、转化生长因子-β_1（TGF-β_1）、TGF-β 受体 I 型（TGF-βR I）、信号转导分子 Smad2 mRNA 的表达，表明其可通过抑制 TGF-β/Smad 信号转导通路来抑制肝星状细胞活化，从而减轻大鼠肝纤维化。同时，也有研究表明小茴香对丙戊酸钠诱导的肝肾毒性具有保护作用。

4. 增强免疫 小茴香加吴茱萸联合穴位热熨能拮抗化疗药物导致的免疫功能下降，避免化疗期间口服中药的不适，有助于提高化疗后患者生存质量。

5. 其他作用 还有抗焦虑、神经保护、改善认知障碍、降血脂、抗氧化、抗应激、利胆、抗肿瘤、祛痰平喘、促进肝组织再生、镇痛、抗炎、解热、抗菌、抗病毒、抗寄生虫等作用。

六、临床应用

1. 寒疝腹痛，痛经 本品性温散寒，入肝肾经，既散寒、温肾暖肝，又行气止痛。治疗寒滞肝脉之疝气疼痛，可单用本品炒热，布裹，温熨腹部；也可配伍行气散寒止痛之药，如《医学发明》天台乌药散，以其与乌药、青皮、木香、高良姜等同用。治疗肝郁气滞之睾丸偏坠痛，可配行气散结之品，如《张氏医通》香橘散，以其与橘核等同用。治疗肝经寒凝之少腹冷痛，或冲任虚寒所致的痛经，常配伍当归、川芎、肉桂、延胡索等温经活血、行气止痛之品同用。

2. 中寒气滞证 本品入脾胃经，具有温中散寒止痛、理气开胃止呕之功。治胃寒气滞之脘腹胀痛，可与高良姜、香附、乌药等温中、行气、止痛之品同用。治脾胃虚寒之脘腹胀痛、呕吐食少，可与白术、陈皮、生姜等补脾、开胃、止呕之品同用。

七、现代应用

1. 腹痛及胃痛 小茴香可健胃、明目、通络。主治胃液过多引起的胃纳不佳、胃寒腹胀、恶心，肝阴虚引起的视力下降，肾虚引起的尿道不通等。

2. 嵌闭性小肠疝 取小茴香适量（小儿酌减），用开水冲汤，乘热顿服，如15～30分钟后尚未见效，同量再服1次。

3. 鞘膜积液和阴囊象皮肿 取盐茴香适量，研为细末。打入青壳鸭蛋1～2只同煎为饼，临睡前用温米酒送服。连服四日为一疗程，间隔2～5日，再服第二疗程。

第十二节　楮实子

桑科植物构树 *Broussonetia papyrifera*（L.）Vent. 的干燥成熟果实。主产于安徽、浙江、河南等地。秋季果实成熟时采收，洗净，晒干，除去灰白色膜状宿萼和杂质。

一、产地

楮，即构树，亦名榖（谷的异体字）。楮实子首载于《名医别录》记为上品："生少室山，一名榖实，所在有之。"陶弘景云："此即今榖，宋人注榖音，构树也，南方人称榖纸亦为楮纸，武陵人还作榖皮亦又甚坚尔。"秋季采实，日干，四十五日成。陆机疏云："幽州谓之榖桑，或曰楮桑、荆、杨、交，广谓之榖，中州之人谓之楮。殷中宗时桑榖共生是也。"

至宋代的《图经本草》对其形态及功效已有较完整的记载："（楮）有二种，一种皮有斑花纹，谓之斑榖，今人用为冠者；一种皮无花（纹），枝叶大相类。但取其叶似葡萄叶，作瓣，而有子者为佳"，从附图"滁州褚实"和"明州褚实"看，其差异主要在于叶片裂与不裂。"滁州"为今安徽滁县,"明州"为今浙江宁波。现楮实子广泛分布于我国大部分地区,除内蒙古、黑龙江、新疆以外的省区均有分布,主产于安徽、浙江、河南等地。

二、商品规格

楮实子药材主要为"统装"这一规格。以色红、子老、无杂质者为佳。

三、化学成分

本品主要含多糖、氨基酸、红色素、生物碱、黄酮、蒽醌、皂苷、脂肪油、矿物质等。

质量控制:《中国药典》(2020年版)规定,以对照药材作 TLC 定性鉴别成分。

四、药理作用

1. 促进记忆 楮实子提取液对东莨菪碱造成的记忆获得障碍具有明显的改善作用,可能是因为楮实子直接影响神经递质从而起效。楮实子提取液对氯霉素和亚硝酸钠造成的记忆巩固不良有明显改善,使小鼠测验时的错误次数显著减少,潜伏期显著延长,以及楮实子提取液对低浓度乙醇造成的记忆再现缺损有显著拮抗作用,表明楮实子可促进小鼠的学习和记忆能力。现代研究证实,楮实子的作用是通过提高机体耐缺氧能力、改善脑部氧代谢、促进需氧代谢等多种途径所实现。

2. 增强免疫 含楮实子的还少丹具有补肾健脾之功效,能使氢化可的松模型小鼠游泳时间明显延长,使利血平造模小鼠体温明显升高以及具有益智安神的作用,能增加小鼠戊巴比妥钠阈下催眠剂量的睡眠动物数。

3. 降血脂 楮实子可能通过提高血清 HDL 水平和 SOD 活性,直接淬灭血清过多的 LPO,降低 TC 和 TG 水平,从而缓解老年性痴呆病理进程,发挥治疗作用。

4. 抗氧化 楮实子红色素能显著清除超氧阴离子与羟基自由基,抑制肝匀浆自氧化产物丙二醛产生,缓解过氧化氢诱导小鼠红细胞溶血,对维持线粒体稳态结构形态也有保护作用。楮实子的水提液和醇提取物有更为明显的抗肝匀浆自氧化、抑制丙二醛的作用。

5. 抗肿瘤 楮实子的多糖通过活化巨噬细胞,活化淋巴细胞,提高 NK 细胞和 LAK 细胞的活性,从而增强促有丝分裂作用,增强网状内皮系统,促进细胞因子分泌,增强红细胞免疫等进而提高宿主抗肿瘤免疫功能,其机制为通过改变瘤体细胞膜的生长特性,以抗突变、抗自由基、诱导分化与诱导凋亡等作用而发挥直接的抗肿瘤作用。

6. 保护肝功能 楮实子红色素能显著清除超氧阴离子及羟基自由基，抑制 H_2O_2 诱导小鼠红细胞溶血和肝匀浆自氧化，对肝线粒体也有一定的保护作用。

7. 神经保护 楮实子有明显抑制 AD 模型大鼠神经细胞凋亡的作用，其机制可能与其阻断内质网应激细胞凋亡信号通路有关。

8. 其他作用 楮实子有美白、抗疲劳、细胞毒等作用。

五、临床应用

1. 肝肾阴虚、腰膝酸软 本品甘寒养阴，善补肝肾之阴。可用于肝肾不足的腰膝酸软、虚劳骨蒸、盗汗遗精、头晕目昏等症，常与枸杞子、黑豆配伍。

2. 肝热目赤，眼目昏花 本品性寒，可清肝明目。凡肝经有热，目生翳障之症，可治以楮实子单味研末，蜜汤调下，如《仁斋直指方》楮实散。若风热上攻，目翳流泪，眼目昏花，则以本品配荆芥穗、地骨皮，炼蜜丸，米汤调服。

3. 水肿胀满 本品入肾经，补肾阴，助生肾气，可用于气化不利所致的水液停滞之膨胀、小便不利等症，本品与丁香、茯苓相配，研细末，浸膏为丸，服至小便清利，如《素问病机气宜保命集》楮实子丸。

六、现代应用

1. 老年痴呆症 楮实子的固本培元、补肝益髓作用也可通过保护神经元、促进血循环、抑制脑老化等过程来改善老年性痴呆病人的临床症状和延缓病理进程。还少丹（含楮实子、山药、茯苓、杜仲等）可改善记忆障碍模型小鼠的空间参考记忆能力和工作记忆能力。

2. 不孕不育症 十子二仙汤能明显增加肾阳虚型弱精子症男性患者的精子密度、精子活力及精子顶体完整率，结合左卡尼汀口服液时效果更加显著。以丹参、熟地黄、赤白芍、怀山药、山萸肉、楮实子加减而成的补肾促排卵汤能够促进不育不孕妇女排卵。

3. 肝损伤 《本草新编》载楮实子入肝、肾二经，故合理配伍可治疗肝脏疾病。

4. 眼部疾病 楮实子能补益肝肾，使肝精、肝血充足，故可配伍使用治疗目疾。

5. 腹腔积液 楮实子入肾经，补肾阴，助生肾气，通过协调肾的气化作用而实现其利水消肿的功效。

第十四节　肉苁蓉

列当科植物肉苁蓉 *Cistanche deserticola* Y. C. Ma 或管花肉苁蓉 *Cistanche tubulosa*（Schenk）Wight 的干燥带鳞叶的肉质茎。主产于内蒙古、新疆、青海、甘肃和宁夏等地。春季苗刚出土时或秋季冻土之前采挖，除去茎尖。切段，晒干。

一、产地

肉苁蓉始载于《神农本草经》，列为上品，并有"生山谷"的记载。汉末《名医别录》记载肉苁蓉："生河西及代郡雁门。"春秋战国时"河西"指今山西、陕西两省间黄河南段以西地区，汉时多指甘肃、青海两省黄河以西的地区。

魏晋时期吴普《吴普本草》，曰肉苁蓉："生河西山阴地（甘肃、陕西及内蒙古西部），丛生，二月至八月采。南北朝时期陶弘景《本草经集注》首次记载了肉苁蓉的道地产区，曰："代郡、雁门属并州（山西、内蒙古、河北部分地区及陕西北部），多马处便有，言是野马精落地所生……芮芮河南间（甘肃西南部、黄河以南地区）至多。今第一出陇西（内蒙古西部、甘肃西部一带），形扁广，柔润，多花而味甘。次出北国（山西北部、内蒙古东南部及河北等北方省区）者，形短而少花。巴东、建平（四川东北部）间亦有，而不如也。"可知南北朝时期《本草经集注》记载肉苁蓉在多个地区出现，但其质量最佳的产区在内蒙古西部、甘肃西部一带，即现今肉苁蓉的道地产区阿拉善及其周边地区。唐代以来，其产地不断扩大，《千金翼方》载，"原州（甘肃镇原）、灵州（宁夏中卫、中宁）产苁蓉；兰州（甘肃皋兰）、肃州（甘肃酒泉）产肉苁蓉"。五代《蜀本草》保升曰肉苁蓉："出肃州（甘肃疏勒河以东，高台以西）禄福县沙中，三月、四月掘根，切取中央好者三四寸，绳穿阴干，八月始好，皮如松子鳞甲。"宋代苏颂曰："今陕西州郡多有之，然不及西羌界（内蒙古西部、陕西、甘肃一带）中来者，肉厚而力紧。"《太平寰宇记》又载，肉苁蓉"朔州（山西朔县附近），云州（山西外长城以南，桑干河以北）土产"。元朝《一统志》谓肉苁蓉："昆仑崆峒（甘肃平凉）之间所出。巩昌府，会州（甘肃会宁县一带）。"

《中药材商品规格质量鉴别》（1995 年）记载"内蒙古肉苁蓉主产于巴彦淖尔盟、阿拉善盟。尤以乌拉特前旗、乌拉特后旗、乌海市、甘肃的张掖和武威产量多和质量好。此外是内蒙古的伊克昭盟"。《新编中药志》（2001年）记载肉苁蓉"分布于内蒙古、陕西、甘肃、宁夏、青海、新疆等地"。

综上，本草所载的肉苁蓉产地为山西、陕西、宁夏、内蒙古、甘肃、青海，且以山西、陕西为多，而今山西、陕西基本上不产，肉苁蓉主要分布在内蒙古的阿拉善盟、新疆北部、青海、甘肃、宁夏等地，而管花肉苁蓉在我国仅分布于新疆天山以南塔克拉玛干沙漠周围各县。

二、炮制

（一）炮制方法

1. 肉苁蓉　取原药材，除去杂质，大小分开，稍浸泡，润透，切厚片，干燥。

2. 酒肉苁蓉　取肉苁蓉片，加入黄酒拌匀，密闭，隔水加热炖至酒被吸尽，表面显黑色，或蒸透，表面黑色时取出，干燥。每100kg肉苁蓉，用黄酒20kg。

（二）饮片功效

1. 肉苁蓉　具有补肾阳、益精血、润肠通便的功能。肉苁蓉生品补肾止浊，润肠通便力强。多用于便秘，白浊。

2. 酒苁蓉　酒制后增强其补肾助阳之力。多用于阳痿，腰痛，不孕。

三、商品规格

根据市场流通情况，肉苁蓉药材分为"肉苁蓉""管花肉苁蓉"两个规格，又根据是否进行等级划分，分成"选货"和"统货"两个等级；再根据肉质茎长度、直径和枯心比率，将肉苁蓉"选货"分为"一等"和"二等"两个等级。以上应符合表2-11要求。

表2-11　肉苁蓉的规格等级划分

规格	等级	性状描述	
		共同点	区别点
肉苁蓉（软苁蓉）	选货 一等	呈扁圆柱形，稍弯曲，表面棕褐色或灰棕色，被覆瓦状排列的肉质鳞叶，通常鳞叶先端已断。体重，质硬，微有柔性，不易折断，断面棕褐色，有淡棕色点状维管束，排列成波状环纹。气微，味甜、微苦	色泽均匀，质地柔韧，肉质肥厚，肉质茎长度25cm以上，中部直径3.5cm以上，去除茎尖，无枯心，无干梢
	选货 二等		质坚硬，微有柔性。肉质茎长度15～25cm，中部直径2.5cm以上，去除茎尖，枯心不超过10%，无干梢
	统货		个体长度不均，肉质茎长3cm以上，粗细不均匀，中部直径2cm以上，去除茎尖，枯心不超过20%，无干梢

规格	等级		性状描述	
			共同点	区别点
管花肉苁蓉（硬苁蓉）	选货	一等	呈类纺锤形、扁纺锤形或扁柱形，稍弯曲。表面棕褐色至黑褐色，鳞叶痕粗大。断面颗粒状，灰棕色至灰褐色，散生点状维管束。质地坚硬，无柔韧性	长度15~25cm，中部直径6~9cm，去除茎尖，无枯心、干梢
		二等		长度10~15cm，中部直径2.5~5cm，去除茎尖，枯心不超过10%，无干梢
	统货			个体长度不均，长5cm以上，粗细不均匀，直径2.5cm以上。去除茎尖，枯心不超过20%，无干梢

四、化学成分

本品主要含松果菊苷、毛蕊花糖苷、肉苁蓉苷等苯乙醇苷类，环烯醚萜类，木质素类，挥发性成分，多糖等。

质量控制:《中国药典》（2020 年版）规定，以松果菊苷、毛蕊花糖苷作 TLC 定性鉴别成分；HPLC 定量测定肉苁蓉含松果菊苷（$C_{35}H_{46}O_{20}$）、毛蕊花糖苷（$C_{29}H_{36}O_{15}$）的总量不得少于 0.30%，管花肉苁蓉含松果菊苷、毛蕊花糖苷的总量不得少于 1.5%。

五、药理作用

1. 抗疲劳 肉苁蓉可提高大负荷训练小鼠的机体防御能力和清除自由基的能力，降低组织脂质过氧化损伤，增加氧运输系统能力，提高机体抗氧化能力，并防止组织氧化损伤。

2. 延缓衰老 肉苁蓉提取物苯乙醇苷成分能提高小鼠自然衰老的生殖能力，缩短大鼠交配时间，增加仔鼠的出生个数。肉苁蓉多糖能提高 D- 半乳糖所致衰老小鼠的学习和记忆能力，其作用机制与其上调 cAMP 反应元件结合蛋白表达，从而抑制脑组织海马 CA1 区神经元丢失和凋亡相关。

3. 对造血系统的作用 肉苁蓉多糖能促进骨髓抑制性贫血小鼠骨髓 G0/G1 期细胞向 S 期细胞及 S 期细胞向 G2/M 期细胞的转化，可促进巨核系、红系造血祖细胞的增殖与分化，减轻骨髓抑制，促进造血。

4. 抗骨质疏松 肉苁蓉提取液可增加骨质疏松雌性小鼠的骨小梁形态和数目。同时，肉苁蓉水提取物可调节卵巢切除小鼠血清中抗酒石酸盐酸性磷酸酶、骨钙素以及增加骨髓中成骨分化相关基因的 mRNA 表达水平。

5. 润肠通便 肉苁蓉总提取物能改善白醋所致大鼠便秘，增加模型大鼠体重，缩短首粒排便时间，增加 6 小时内排便量，增强结肠收缩功能，提高血清胃动素和血管活性肠肽水平。肉苁蓉总寡糖对盐酸洛哌丁胺所致大鼠便秘，可升高血液中 5- 羟色胺、血管活性肠肽、神经降压素和降低水通道蛋白 -3 含量。提示肉苁蓉总寡糖可通过提高结肠收缩幅度，加强肠道收缩力，并调节胃肠激素和肠神经递质，以达到治疗便秘的目的。

6. 调节免疫功能 肉苁蓉多糖可增强小鼠免疫功能，增加脾脏和胸腺重量。同时，可激活人外周血的单核巨噬细胞系细胞，增强单核巨噬细胞的吞噬能力和促分泌细胞因子释放，从而发挥免疫调节功能。

7. 其他作用 肉苁蓉还有调节内分泌、促进代谢、抗衰老、降血压、神经保护、保肝等作用。

六、临床应用

1. 肾阳不足、精血亏虚证 本品干咸温润，既补肾阳，又益肾精。唯其作用从容和缓，难求速效。用于肾阳亏虚，精血不足之阳痿早泄、宫冷不孕、腰膝酸痛、痿软无力，多与补肾阳、益肾精之品配伍以增疗效，如《医心方》肉苁蓉丸，以其与蛇床子、菟丝子、五味子等同用治疗男子五劳七伤，阳痿不起。治疗女子宫寒不孕，可与补肾阳、益精血之鹿角胶、紫河车、熟地黄等同用。治肾虚骨痿，可与补肾强筋之品配伍，如《保命集》金刚丸，以其与杜仲、菟丝子、萆薢等同用。此外，肾阳不足、肾精亏虚之头晕眼花、耳鸣失聪及须发早白等证，亦可用本品补肾阳、益肾精以治本。

2. 肠燥便秘 本品质润，有润燥滑肠之功。用于肠燥便秘，可与润肠降气之品相伍，如《济生方》润肠丸，以之与火麻仁、沉香同用。因其本属补肾阳、益精血之品，故尤益于老人或病后肠燥便秘之精亏血虚、肾阳不足者，如《景岳全书》济川煎，治久病虚损，大便闭结不通，以之与当归、牛膝等同用，也可参考《先醒斋医学广笔记》单味重用本品治高年血枯便秘。

七、现代应用

肉苁蓉与其他中药配伍对治疗神经根型颈椎病有一定疗效。

第十五节　石菖蒲

本品为天南星科植物石菖蒲 *Acorus tatarinowii* Schott 的干燥根茎。主产长江流域以南各地。秋、冬二季采挖，除去须根和泥沙，晒干。

一、产地

石菖蒲产地最早出现于魏晋时期《名医别录》，其载："生上洛（陕西商洛市）及蜀郡严道（四川荥经县）。一寸九节者良，露根不可用。""上洛"即今陕西商洛市，"蜀郡严道"即今四川荥经县，说明当时菖蒲的产地在陕西商洛及四川一带。

南北朝陶弘景《本草经集注》记载石菖蒲："上洛郡属梁州，严道县在蜀郡。今乃处处有，生石碛上，概节为好。"表明石菖蒲不仅仅产于陕西商洛、四川一带，而是很多地方都有生长。唐代《新修本草》转录了《本草经集注》有关石菖蒲的描述。五代《日华子本草》记载："石菖蒲出宣州，二月、八月采取。""宣州"即今安徽省宣城市，表明石菖蒲在安徽省也有产出。宋代苏颂的《本草图经》记载："菖蒲生上洛池泽及蜀郡严道，今处处有之，而池州、戎州者佳。"池州为今安徽的池州市，戎州为今四川省宜宾、南溪、屏山等地，所述与《本草经集注》一致，并首次指出安徽池州、四川宜宾等地产出的石菖蒲品质较好。宋代陈承在《本草别说》中记载石菖蒲："今阳羡山中生水石间者，其叶逆水而生，根须络石，略无少泥土，根叶极紧细，一寸不啻九节，入药极佳。二浙人家以瓦石器种之，且暮易水则茂，水浊及有泥滓则萎。近方多用石菖蒲，必此类也。其池泽所生，肥大节疏粗慢，恐不可入药，唯可作果盘，气味不烈而和淡尔。""阳羡"即今江苏省宜兴市南部，"二浙"泛指浙江、江苏，说明宋代石菖蒲在江苏、浙江亦有产出。明代的《本草蒙筌》记载石菖蒲："池郡（属南直隶）最多，各处亦有，生石涧中为美，一寸九节方灵。""南直隶"指今江苏、安徽两省大部和上海市及江西婺源县，"最多"表明当时石菖蒲主产地位于安徽、江苏、上海、江西一带，其他地方亦有生产。清代的《玉楸药解》谓石菖蒲："生石中者佳。四川道地，莱阳出者亦可用。"直接指出四川产石菖蒲为道地药材，山东莱阳产的也可以用。

综合以上古代文献，石菖蒲的产地主要有陕西商洛，四川荥经县、宜宾、南溪、屏山，安徽池州，江苏宜兴，上海，江西婺源，山东莱阳。四川为石菖蒲的道地产区。

《中华本草》云："石菖蒲主产于四川、浙江、江苏。以四川、浙江产量大，销全国。"《全国中草药汇编》记载石菖蒲："长江以南各地均有，多生于溪涧、沟渠、池沼水流处的石缝、岩隙间。"《中药大辞典》云："石菖蒲主产于四川、浙江、江苏。"《本草钩沉》记载石菖蒲："长江以南各地均有，多生于溪涧、沟渠、池沼水流处的石缝、岩隙间。"《中国药材学》记载石菖蒲："主产于四川、浙江、江苏，以四川、浙江产量大，质量优，销全国。"《实用本草纲目彩色图鉴》记载石菖蒲："生于海拔 20～2600 米密林下湿地或溪涧旁石上。分布于黄河以南各地区。"《中药材鉴定图典》记载石菖蒲："主产于四川、浙江、江苏、江西等地。"《金世元中药材传统鉴别经验》记载石菖蒲："我国长江流域各省均有野生。主产于浙江的浦江、兰溪、乐清、文成、长兴、奉化、新昌，江苏的苏州、泰州、宜兴，安徽的歙县、六安，以及四川、湖南、湖北等省。"

从现代文献可以看出，石菖蒲的主产地为四川、浙江、江苏、安徽、江西。湖北、湖南等长江流域各省也产。

综上，石菖蒲的主产地为四川、浙江、江苏、安徽、江西、湖北、湖南等长江流域。

二、商品规格

根据市场流通情况，按照直径大小等，将石菖蒲药材商品分为"选货"和"统货"两个等级，应符合表 2-12 要求。

表 2-12　石菖蒲的规格等级划分

等级	性状描述	
	共同点	区别点
选货	本品呈扁圆柱形，多弯曲，常有分枝，长3～20cm，直径0.3～1cm。表面棕褐色或灰棕色，粗糙，有疏密不匀的环节，节间长0.2～0.8cm，具细纵纹，一面残留须根或圆点状根痕；叶痕呈三角形，左右交互排列，有的其上有毛鳞状的叶基残余。质硬，断面纤维性，类白色或微红色，内皮层环明显，可见多数维管束小点及棕色油细胞。气芳香，味苦、微辛。无须根	直径≥0.7cm
统货		直径≥0.3cm

三、化学成分

本品主要含有甲基丁香酚、顺式甲基异丁香酚、α-细辛醚、β-细辛醚、γ-细辛醚等挥发油，此外还含有黄酮、生物碱、萜类、氨基酸、有机酸和糖类等。

质量控制：《中国药典》（2020 年版）规定，以对照药材作 TLC 定性鉴别成分；挥发油测定法药材含挥发油不得少于 1.0%（mL/g），饮片含挥发油不得少于 0.7%。

四、药理作用

1. 对中枢神经系统的作用　①镇静催眠：石菖蒲的多种制剂均能使小鼠自发活动减少，与戊巴比妥钠合用有协同作用，从而使睡眠时间延长。石菖蒲挥发油对中枢系统有广泛的抑制作用，且起效快、持续时间长，能对抗麻黄碱的中枢兴奋作用，亦能解除独居小鼠的攻击行为。②抗惊厥：石菖蒲水煎剂、提取物、挥发油均有抗惊厥作用。石菖蒲水煎剂能对抗戊四氮、二甲弗林引起的惊厥；石菖蒲醇提取物能明显对抗最大电休克发作；石菖蒲挥发油及 α – 细辛醚可对抗戊四氮和电惊厥，还能对抗侧脑室注射乙酰胆碱引起的惊厥大发作。石菖蒲挥发油中的 α – 细辛醚是其抗惊厥的重要有效成分。③抗癫痫：石菖蒲及 α – 细辛醚，可使戊四氮诱发的幼鼠癫痫发作所激发的海马区神经元凋亡细胞数减少，显示具有一定的脑保护作用。石菖蒲的抗癫痫作用机制，与其对脑神经细胞的保护、调节脑内兴奋性与抑制性氨基酸有关。

2. 改善学习记忆　石菖蒲水提取液、总挥发油、α – 细辛醚、β – 细辛醚，对记忆获得、记忆巩固、记忆再现等各类学习记忆障碍，均有不同程度的改善作用，可对抗东莨菪碱、亚硝酸钠、乙醇、戊巴比妥钠等造成的学习记忆障碍，提高学习记忆功能。石菖蒲改善学习记忆功能的作用机制，与其抗缺氧、保护脑神经细胞、调节中枢神经递质和功能的平衡，以及改善脑内的物质代谢、抑制神经细胞凋亡等作用有关。石菖蒲促进学习记忆的有效成分有 β – 细辛醚、α – 细辛醚等。

3. 解痉、镇痛　石菖蒲有松弛平滑肌的作用，石菖蒲总挥发油、β – 细辛醚、α – 细辛醚和去油煎剂，能对抗乙酰胆碱、组胺、氯化钡等所致的肠平滑肌痉挛；石菖蒲挥发油、α – 细辛醚等能对抗乙酰胆碱、组胺、5– 羟色胺所致气管平滑肌收缩；α – 细辛醚能对抗垂体后叶素所致子宫平滑肌的收缩。小鼠扭体法、热板法试验表明，石菖蒲水煎醇沉液有镇痛作用。

4. 提高血 – 脑屏障通透性　用伊文思蓝、苯妥英钠为标示，小鼠灌服石菖蒲 4 小时后测定小鼠脑中伊文思蓝含量和苯妥英钠蓄积量，给药组高于对照组。大鼠连续灌服石菖蒲挥发油能使毛细血管内皮细胞之间的紧密连接变得松弛，说明石菖蒲能提高血 – 脑屏障通透性。

5. 其他作用　石菖蒲还有利胆、抗心律失常、抗抑郁、抗血栓平喘等作用。

五、临床应用

1. 闭证 本品辛开苦燥温通，芳香走窜，其开窍醒神之力虽弱，但兼有化湿、豁痰之功，故擅治痰湿蒙蔽清窍所致的神志昏乱。治疗中风痰迷心窍之神志昏乱、舌强不能语，常配伍燥湿、化痰之品，如《济生方》涤痰汤，以之与半夏、天南星、橘红等同用。治疗痰热蒙蔽之高热、神昏谵语者，常配伍清热、化痰、开窍之品，如《温病全书》菖蒲郁金汤，以之与郁金、栀子、竹沥等同用。对于癫痫、癫狂因于痰浊闭阻而窍闭者，亦可选用。

2. 健忘、失眠、耳鸣、耳聋 本品入心经，有宁心安神、醒神健脑、益智聪耳之效。治疗健忘证，可配伍益气、宁神、开窍之品，如《证治准绳》不忘散，以之与人参、茯苓、远志等同用。治疗阴虚火旺所致的健忘、多梦、心悸、怔忡，则配伍滋阴降火、镇心安神之品，如《千金翼方》孔子枕中散，以之与龟甲、龙骨、远志同用。治心气不足、心神失养所致的失眠、多梦、心悸、怔忡，常配伍补气安神之品，如《杂病源流犀烛》安神定志丸，以之与人参、茯苓、酸枣仁等同用。治疗心肾两虚所致的耳鸣、耳聋、心悸、头昏等，常配伍菟丝子、女贞子、夜交藤等补肾益精、养心安神之品。

3. 湿浊中阻证及湿热泻痢 本品辛苦芳香，能化湿运脾、行气除胀、开胃。治疗湿浊中阻之脘腹胀闷或疼痛者，常与厚朴、苍术等化湿、行气之品同用。治疗湿热泻痢之不纳水谷者，宜与清热燥湿、健脾行气之品配伍，如《医学心悟》开噤散，以之与黄连、陈皮、莲子等同用。

六、现代应用

石菖蒲及含石菖蒲的复方对老年健忘、痴呆、卒中合并痴呆、脑血管意外综合征、癫痫等均有一定的改善作用。

第十六节 大枣

本品为鼠李科植物枣 *Ziziphus jujuba* Mill. 的干燥成熟果实。主产自于山东、河南、河北、山西、陕西、新疆。秋季果实成熟时采收，晒干。

一、产地

红枣，别名"干枣、大枣、红枣、良枣"等，我国古代关于大枣的记载最早见于《诗经》，云："八月剥枣，十月获稻。"《神农本草经》中大枣载为上品，"主心腹邪气，安中养脾，助十二经，平胃气，通九窍。补少气，少津液，身中不足，大惊，四肢重，和百药。久服轻身，长年"。其原产于中国，种植历史悠久，分布于我国的新疆、河南、山西、山东以及河北等地区。

二、商品规格

大枣药材为统装商品规格。以个大、完整、色紫红、核小、味甜者为佳。

三、化学成分

本品主要含有机酸、三萜苷类、生物碱类、黄酮类、糖类、维生素类、氨基酸、挥发油、微量元素、cAMP 等成分。

质量控制：《中国药典》（2020 年版）规定，以对照药材和齐墩果酸、白桦脂酸作 TLC 定性鉴别成分；挥发油测定法药材含挥发油不得少于 1.0%（mL/g），饮片含挥发油不得少于 0.7%。

四、药理作用

1.增强肌力 给实验小鼠连续每日灌服大枣煎剂 3 周，与对照组相比，小鼠的体重有增加，游泳时间也延长，提示大枣有增加体重和增强肌力的作用。

2.对造血功能的作用 大枣水提取物能促进气血双虚小鼠的骨髓造血功能，该作用与促进血清粒–巨噬细胞集落刺激因子升高及改善能量代谢有关。大枣发酵液能延长小鼠对缺氧的耐受时间，增加全血血红蛋白含量，有较好的抗缺氧作用。

3.对免疫系统的作用 大枣乙醇提取物可促进小鼠脾细胞组织结构和改善免疫功能。大枣多糖能增强小鼠腹腔巨噬细胞的吞噬功能以及小鼠红细胞免疫功能，并对环磷酰胺所致的免疫抑制具有拮抗作用。大枣水煎剂能促进呼吸道黏膜 sIgA 的分泌，增强黏膜免疫的功能，并对放疗小鼠免疫功能有保护作用。

4.抗肿瘤 大枣多糖对肿瘤细胞的增殖有抑制作用。荷瘤裸鼠注射大枣多糖注射液对 S180 瘤细胞都具有一定的杀伤作用，且呈剂量依赖性。大枣多糖可以引起宫颈癌细胞的凋亡，诱导白血病 T 细胞凋亡。

5.其他作用 大枣所含的黄酮类化合物具有镇静催眠的作用，还有保肝、抗氧化、抗过敏等作用。

五、临床应用

1. 脾气虚证　本品具有补脾益气的功效，适用于脾气虚弱之消瘦、倦怠乏力、便溏者，可单用。因其补气力缓，多作为调补脾胃的辅助药，宜与人参、白术等补脾益气药配伍，如《醒目录》枣参丸。

2. 血虚证　本品具有养血之功，可用治血虚之萎黄，但因其力薄，每与当归、熟地黄、阿胶等补血药同用，以增其效。

3. 心神不宁证　本品能补益气血、养心安神，为治气血不足所致的心失所养、神志不宁之常用药。如《证治准绳》，治疗血不养心、自悲、自哭、自笑者，单用本品，米饮调下。治妇人脏躁之虚烦不眠者，常与补益心气、除烦安神之品配伍，如《金匮要略》甘麦大枣汤，其与小麦、甘草同用。《千金方》还用本品治疗虚劳烦闷不得眠。

4. 调和药性　本品内服还有缓和部分药物的毒烈药性之效，如《伤寒论》十枣汤，即用以保护胃气，缓和甘遂、大戟、芫花的烈性与毒性。

六、现代应用

1. 精神疾病　甘麦大枣汤为《金匮要略》中的名方，主治"妇人脏躁，喜悲伤欲哭，象如神灵所作，数欠伸"。

2. 非血小板减少性紫癜　在用维生素 C、维生素 K 和盐酸苯海拉明或用 ACTH 等治疗无效的情况下，改用大枣煎剂内服，一般在 3 日内即显效，出血点很快消退。

参考文献

[1] 董庆海，吴福林，王涵，等. 山药的化学成分和药理作用及临床应用研究进展 [J]. 特产研究，2018，40（4）：98–103.

[2] 付国辉，陈随清，刘嘉，等. 牛膝化学成分及等级分类研究 [J]. 海峡药学，2018，30（2）：29–32.

[3] 楼家晖，杨鹄祥. 牛膝及其复方治疗骨质疏松症临床及实验进展 [J]. 辽宁中医药大学学报，2017，19（10）：160–161.

[4] 陈达，彭力平，廖州伟，等. 牛膝醇溶液透药联合硫酸氨基葡萄糖治疗膝骨关节炎的临床观察 [J]. 中国中医骨伤科杂志，2016，24（12）：29–31+37.

[5] 付文昊，于梅．枸杞子的研究进展 [J]．世界最新医学信息文摘，2017，17（98）：104.

[6] 滕俊，袁佳，叶莎莎．枸杞子化学成分及药理作用相关性概述 [J]．海峡药学，2014，26（6）：36–37.

[7] 周迎春，张廉洁，张燕丽．山茱萸化学成分及药理作用研究新进展 [J]．中医药信息，2020，37（1）：114–120.

[8] 崔鹤蓉，王睿林，郭文博，等．茯苓的化学成分、药理作用及临床应用研究进展 [J]．西北药学杂志，2019，34（5）：694–700.

[9] 方潇，丁晓萍，昝俊峰，等．茯苓皮化学成分及药理作用研究进展 [J]．亚太传统医药，2019，15（1）：187–191.

[10] 穆文碧，陈启洪，段灿灿，等．杜仲的活性成分及其药动学研究进展 [J]．中国现代应用药学，2019，36（20）：2598–2604.

[11] 王娟娟，秦雪梅，高晓霞，等．杜仲化学成分、药理活性和质量控制现状研究进展 [J]．中草药，2017，48（15）：3228–3237.

[12] 黄江海，王亚非，柏立群，等．巴戟天汤治疗膝骨关节炎的临床疗效 [J]．医学综述，2018，24（4）：816–819.

[13] 努尔古丽·麦合木提，热汗古丽·木沙．小茴香在维医药中的临床应用 [J]．世界最新医学信息文摘，2016，16（61）：288.

[14] 赵家军，胡支农，戴新民．中药楮实的本草记载和现代研究进展 [J]．解放军药学学报，2000（4）：197–200.

[15] 熊山，叶祖光．楮实子化学成分及药理作用研究进展 [J]．中国中医药信息杂志，2009，16（5）：102–103.

[16] 张静，王文林，彭海燕．中药楮实子的研究现状与展望 [J]．中华中医药学刊，2014，32（1）：75–78.

[17] 姜倩倩，梁少瑜，李仲秋，等．构树果实——楮实子的资源分布、古今用药、化学成分及药理作用 [J]．河南科技大学学报（医学版），2018，36（3）：236–240.

[18] 何堃，燕波，孙梦盛，等．基于网络药理学和分子对接法预测楮实子防治阿尔茨海默病的分子机制 [J]．中国药学杂志，2019，54（7）：549–557.

[19] 王茜，张一昕，石铖，等．楮实子对药物性肝损伤大鼠氧化应激因子的影响 [J]．天然产物研究与开发，2019，31（9）：1617–1623.

[20] 周赵．益肾清肝的楮实子 [N]．中国中医药报，2016–06–03.

[21] 张兴，陆钰婷，杨玉兰，等 . 楮实子功用的古文献研究 [J]. 亚太传统医药，2019，15（8）：171-173.

[22] 王嘉，高磊 . 蒙药盐生肉苁蓉的研究现状 [J]. 中国民族医药杂志，2018，24（9）：50-53.

[23] 彭颖，李瑒，李晓波 . 肉苁蓉的抗抑郁活性及体内外代谢 [J]. 世界科学技术 – 中医药现代化，2018，20（8）：1351-1356.

[24] 刘世军，唐志书，崔春利，等 . 大枣化学成分的研究进展 [J]. 云南中医学院学报，2015，38（3）：96-100.

[25] 孔凡存，程延丽 . 甘麦大枣汤加味治疗精神疾病的效果 [J]. 中国继续医学教育，2019，11（23）：143-144.

第二章 单味药研究

第三章　成方研究

中医学历史悠久，源远流长，有着丰厚的文化底蕴。中成药是中医药的重要组成部分，有着悠久的历史，应用广泛，在防病、治病、保障人民群众健康等方面发挥了重要作用。随着 21 世纪全球医疗模式的转变，立足于传统中医药理论的中成药已经逐渐被广泛认识并接受。为了扩大传统中成药的应用范围，增加用药的疗效和安全性，满足临床医疗的需要，中成药新药的研究开发扮演着越来越重要的角色。还少胶囊源于宋代名医洪遵《洪氏集验方》中的古方"还少丹"，具有八百多年历史，该方精选熟地黄、山药、山茱萸等 15 味道地药材，具有阴阳双补之效。还少胶囊既滋补肾阴，又能温助肾阳，同时养肝补心，且药性平和，不温不燥，不寒不腻，安全高效，患者可长期服用。

第一节　还少胶囊的功能与主治

一、药物组成与方解

1. 药物组成　熟地黄、山药（炒）、枸杞子、山茱萸、五味子、牛膝、楮实子、杜仲（盐制）、巴戟天（炒）、小茴香（盐制）、肉苁蓉、远志（甘草制）、石菖蒲、茯苓、大枣（去核）。

2. 方解　方中熟地黄能补肾阴、益精血，山药又能补脾气、脾阴，有培补先、后天之本的作用，共为君药。枸杞子、山萸肉、五味子、牛膝补肾填精；楮实子与君药相伍，取其助腰膝、益元气、补虚劳、壮筋骨之功；杜仲、巴戟天、小茴香、肉苁蓉具有温肾壮阳之功，共为臣药，同君药相合，阴阳并补。远志、石菖蒲交通心肾，令水火既济，真水得养；茯苓、红枣健脾和中助运，以资化源，四药同君臣药相合，以助先、后天并补，为佐药。诸药合用，共奏温肾补脾、养血益精之效。

二、功能与主治

温肾补脾，养血益精。用于脾肾虚损，腰膝酸痛，阳痿遗精，耳鸣目眩，精血亏耗，肌体瘦弱，食欲减退，牙根酸痛。

第二节　还少胶囊的质量研究

一、显微鉴别

取本品内容物，置显微镜下观察。草酸钙针晶束，存在于黏液细胞中，针晶长80～340μm，先端稍尖或平截。

二、化学鉴别

1. 取本品内容物 2g，加 70% 乙醇 10mL 热浸 30min，滤过，残渣用 70% 乙醇 2mL 洗涤，合并滤液与洗液，蒸干，残渣加水 10mL 使溶解，用氯仿 5mL 萃取，弃去氯仿液，水层用饱和正丁醇提取两次，每次 5mL，合并正丁醇提取二次，每次 5mL，合并正丁醇液，适当浓缩后，与中性氧化铝 1g 拌匀，挥尽溶剂，装入小管（直径 0.5cm）中，用醋酸乙酯－乙醇（4：1）8mL 洗脱，收集洗脱液，蒸干，残渣加乙醇 1mL 使溶解，作为供试品溶液。另取牛膝对照药材 1g，加水 10mL 热浸（70～80℃）30min，滤过，滤液用饱和的正丁醇提取两次，每次 2mL，合并正丁醇液，蒸干，残渣加乙醇 1mL 使溶解，作为对照药材溶液。照薄层色谱法试验，吸取上述两种溶液各 10μL，分别点于同一硅胶 G 薄层板上，以醋酸乙酯－乙醇（4：1）为展开剂，展开，取出，晾干，喷以对二甲氨甲基苯甲醛试液，热风吹至斑点显色清晰。供试品色谱中，在与对照药材色谱相应的位置上，显相同的桃红色斑点。

2. 取上述项 1 下的溶液作为供试品溶液。另取肉苁蓉对照药材 1g，加水 10mL 热浸（70～80℃）30min，滤过，滤液用水饱和的正丁醇提取两次，每次 5mL，合并正丁醇液，蒸干，残渣加乙醇 1mL 使溶解，作为对照药材溶液。照薄层色谱法试验，吸取上述两种溶液各 10μL，分别点于同一硅胶 G 薄层板上，以氯仿－甲醇（20：1）为展开剂，展开，取出，晾干，喷以对二甲氨基苯甲醛试液，热风吹至斑点显色清晰。供试品色谱中，在与对照药材色谱相应的位置上，显相同的蓝色斑点。

3. 取本品内容物 0.8g，加 70% 乙醇 10mL，温浸 30min，用石油醚（60～90℃）10mL 提取，分取石油醚液，挥干，残渣用石油醚 1mL 使溶解，作为供试品溶液。另取小茴香药材 0.1g，同法制成对照药材溶液。照薄层色谱法试验，吸取上述两种溶液各 10μL，分别点于同一硅胶 G 薄层板上，以石油醚（60～90℃）为展开剂，展开，取出，晾干，置碘蒸气缸内熏 5min。供试品色谱中，在与对照药材色谱相应位置上，显相同颜色斑点。

三、醇溶性浸出物

1. 取装量差异项下的内容物适量，精密称定，照醇溶性浸出物测定法项下的热浸法测定，用 70% 乙醇做溶剂，每粒不得少于 115mg（0.42g 装）。

2. 取装量差异项下的内容物适量，精密称定，照醇溶性浸出物测定法项下的热浸法测定，用正丁醇做溶剂，每粒不得少于 40mg（0.38g 装）。

四、含量测定

1. 五味子甲素

（1）色谱条件与系统适应性试验：以十八烷基硅烷键合硅胶为填充剂；以甲醇 – 水 – 三乙胺（74：26：0.15）为流动相；检测波长为 250nm。理论塔板数按五味子甲素峰计算，应不低于 4000。

（2）对照品溶液的制备：取五味子甲素对照品适量，精密称定，加甲醇制成每 1mL 含 12μg 的溶液，即得。

（3）供试品溶液的制备：取本品 20 粒的内容物，精密称定，混匀，取约 3g，精密称定，置具塞锥形瓶中，精密加入甲醇 50mL，称定重量，密塞，超声处理（功率 120W，50kHz）1 小时，放冷，再称定重量，用甲醇补足减失的重量，摇匀，滤过，取续滤液，即得。

（4）测定法：分别精密吸取对照品溶液与供试品溶液各 20μL，注入液相色谱仪，测定，即得。

本品含每粒含五味子以五味子甲素（$C_{21}H_{32}O_6$）计，不得少于 0.04mg（0.38g 装）。

2. 莫诺苷、马钱苷、松果菊苷和毛蕊花糖苷

（1）色谱条件与系统适应性试验：采用中谱红 RD-C_{18} 色谱柱（250mm×

4.6mm，5.0μm），流动相为乙腈 –0.1% 甲酸溶液，梯度洗脱（0 ～ 10min，10%A；10 ～ 20min，10%A → 15%A；20 ～ 50min，15%A），流速为 1.0mL/min，柱温 35℃，进样量为 10μL，检测波长为 240nm（检测莫诺苷和马钱苷）和 330nm（检测松果菊苷和毛蕊花糖苷）。

（2）对照品溶液的制备：称取莫诺苷对照品 0.01058g、马钱苷对照品 0.00906g，分别置于 25mL 量瓶中加 50% 甲醇溶解并稀释至刻度，再称取松果菊苷对照品 0.01301g、毛蕊花糖苷对照品 0.01411g，分别置于 10mL 量瓶中加 50% 甲醇溶解并稀释至刻度，得质量浓度（mg/mL）分别为 0.4232、0.3595、1.301、1.305 的单一物质母液，用移液管吸取各母液 5mL，置 20mL 量瓶中，摇匀，即得浓度（mg/L）分别为 105.80、89.88、325.25、326.25 的混合对照品备溶液。

（3）供试品溶液的制备：取本品 10 粒，研细，混合均匀，精密称取 1.0g 于三角瓶中，用移液管加入 50% 甲醇溶液 20.0mL，称定三角瓶的质量，超声（功率：250W，频率：40kHz）处理 30min，放至室温后，再次称量三角瓶的质量，用 50% 甲醇溶液补足减失的质量，摇匀，滤过，取续滤液，即得。

（4）测定法：分别精密吸取对照品溶液与供试品溶液各 10μL，注入液相色谱仪，测定，即得。

第三节 还少胶囊的药理研究

一、抗衰老

采用 D- 半乳糖小鼠亚急性衰老模型，小鼠颈背部皮下注射 D- 半乳糖 40 天，中药组注射 D- 半乳糖的同时以不同浓度浓缩的还少丹煎液灌胃，并以空白组做对照，观察还少丹自由基代谢指标血清超氧化歧化酶（SOD）、丙二醛（MDA）和谷光苷肽过氧化物酶（GSH-Px）的影响。研究表明，还少丹能使 D- 半乳糖诱导的亚急性衰老小鼠的血清 SOD 和 GSH-Px 活性升高，降低 MDA 含量，并能够影响脑、胸腺和脾的指数。说明还少丹具有一定的抗衰老作用，并为其抗衰老提供了实验依据。

309 例中老年肾虚患者，以不同剂量服用还少丹胶囊进行为期 1.5 ～ 3 个月治疗，并与还少丹水泛丸及安慰剂以单盲或双盲法进行对比观察。结果表明还少丹胶囊大、小剂量组（Ⅰ、Ⅱ），还少丹水泛丸大、小剂量组（Ⅲ、Ⅳ）及胶囊小剂量、短疗程组（Ⅴ）的治疗前后症状记分比较，差异均有显著性意义（$P < 0.001$，$P < 0.01$），而安慰剂组治疗前后差异无显著性意义。Ⅰ～Ⅳ组的近视力、握力、心理衰老、瞬时记忆记分治疗后均有改善，与安慰剂组比较$P < 0.05$，胶囊组与水泛组比较差异不显著（$P > 0.05$），说明两种剂型均有抗衰老及补肾作用。

通过成骨细胞的培养，载药血清的制备，用制备好的载药血清体外培养成骨细胞，并检测不同培养条件下ROBs的增殖、周期及mROT的表达量，结果表明还少丹能促进成骨细胞增殖、调控细胞周期，并且通过增加mROT的表达量，抑制成骨细胞衰老；用还少丹水溶液灌胃老龄SD大鼠，灌胃60天检测大鼠血清、肝脏及脑中的SOD活性和MDA含量，脏器系数，组织切片形态等，实验结果表明：还少丹在细胞水平上有抗氧化、抗衰老的作用；在动物水平上，其抗氧化、抗衰老的作用效果在雌性与雄性中的显著性不同，以此推测还少丹的抗衰老作用受性别因素的影响。

二、增强免疫功能

还少丹低、高剂量组均能增加胸腺指数和脾脏指数，提高IL-2水平和T淋巴细胞增殖活性。还少胶囊可提高巨噬细胞的吞噬细胞指数和吞噬百分率，拮抗环磷酰胺所致小鼠单核巨噬细胞功能降低。还少丹可通过增加胸腺和脾脏指数来保护免疫器官，通过提高IL-2的水平及T淋巴细胞的增殖活性增加机体免疫活性，这可能是还少丹增强免疫功能的作用机制之一。还少丹能使氢化可的松模型小鼠游泳时间明显延长，使利血平造模小鼠体温明显升高，具有补肾健脾之功效。

三、性激素样作用

还少胶囊可明显促进幼鼠性腺发育，提高其卵巢指数，可升高大鼠血清雌二醇水平，降低大鼠血清促卵泡激素水平，对雌激素和催产素所致的小鼠痛经和醋酸所致的小鼠疼痛具有明显抑制作用，具有促进性腺发育、调节激素水平、治疗原发性痛经的作用，临床应用于月经不调和痛经已取得了显著疗效。对切除睾丸小鼠行精囊腺增重法实验，还少胶囊能显著增加小鼠性腺重量，即增强雄激素样作用。

四、抗氧化

还少丹能使老龄小鼠血清SOD活性增强[对照组（21.36±3.10）μkat/g，还少丹组（31.41±2.51）μkat/g，$t=7.797$，$P < 0.01$]，使老龄大鼠肝脏中MDA和

脂褐素水平明显下降 [MDA 含量对照组（4.65±0.68）nmol/mgprot，还少丹组（2.38±0.44）nmol/mgprot，$t=8.996$，$P < 0.01$；脂褐素含量对照组（11.64±5.23）µg/g，还少丹组（5.74±2.46）µg/g，$t=3.249$，$P < 0.01$]。研究表明还少丹具有较强的抗氧化能力，可达到延缓衰老的目的。

五、改善记忆力

采用观察氢溴酸东莨菪碱诱导的记忆障碍模型小鼠在 Morris 水迷宫实验中的学习记忆能力，即进行定位航行实验（5d）、空间搜索实验（1d）和工作记忆实验（4d），考察还少丹对小鼠学习记忆能力的影响。结果：定位航行实验，还少丹高剂量组从第 4 天起能明显缩短模型小鼠的潜伏期（$P < 0.05$）；空间搜索实验，还少丹高剂量组可明显增加小鼠穿过原平台位置的次数，在原平台象限游程比率和时间比率均明显多于模型组（$P < 0.01$）；工作记忆实验中，动物每天工作记忆实验的潜伏期随测试次数增加而缩短，第 4 天的实验结果显示相较于模型组，还少丹高剂量组可明显缩短潜伏期（$P < 0.01$）。研究表明，还少丹可改善记忆障碍模型小鼠的空间参考记忆能力和工作记忆能力。

六、抗脑缺血再灌注损伤和神经保护作用

采用小鼠双侧颈总动脉结扎及反复再灌的手术造成小鼠智力下降（避暗实验次数增多）的脑损伤模型，从行为学方面观察还少丹对脑损伤小鼠学习记忆能力的改善作用，并进一步利用受体研究方法考察该药的脑保护机制。结果表明，还少丹可明显减少术后小鼠避暗实验的错误次数 [模型组为（2.00±0.34）次 /5 分钟，单纯治疗组为（0.75±0.25）次 /5 分钟，$P < 0.01$；预防加治疗组为（0.38±0.18）次 /5 分钟，$P < 0.01$）]。受体结合实验表明，还少丹明显抑制小鼠脑损伤后引起的大脑皮层、海马两部位 N–甲基–D–天冬氨酸（即 NMDA）受体的激活，与模型组比较，有明显差异（P 均 < 0.01）；同时发现用药后胆碱乙酰化转化酶（CAT）的活性明显提高（$P < 0.01$）。这揭示该药物具有对抗兴奋性氨基酸毒性的作用。还少丹还可明显增强脑损伤模型的皮层、海马部位的 CAT 活性。

七、促进核酸和蛋白质合成

采用幼年小鼠体重变化法，经过 10 天给药，还少丹组比给药前增重（6.19±0.39）g，而对照组增重（1.11±0.52）g，表明还少丹胶囊具有明显促生长作用。研究表明，还少丹还能促进 ^{3}H–Leu 掺入老化小鼠的肝脏 DNA、RNA、蛋白质

的合成。

八、改善肾功能

还少丹能显著提高小鼠血浆皮质酮含量，并能提高氢化可的松所致"肾阳虚"证小鼠的存活率，改善肾组织病理变化。

九、降血脂

还少丹能降低老年大鼠血脂中总胆固醇（TC）、甘油三酯（TG）、低密度脂蛋白胆固醇（LDL-C）的含量，升高高密度脂蛋白胆固醇（HDL-C）的含量，降低全血比黏度、血浆比黏度，并能促进体重下降，表明还少丹对老年大鼠具有调节血脂和减肥的作用，可预防动脉硬化发生。

十、抗抑郁

采用开场实验测定还少胶囊对正常小鼠自主活动能力的影响，建立小鼠悬尾、强迫游泳模型，测定还少胶囊对抑郁小鼠行为学、脑部单胺类神经递质、肝脏丙二醛和超氧化物歧化酶含量的影响。结果表明，经过 7 天给药，正常小鼠的自主活动能力无显著改变。本品能减少小鼠悬尾时间和强迫游泳不动时间，增加中枢 5- 羟色胺（5-HT）和去甲肾上腺素（NE）含量，减少肝脏丙二醛（MDA）含量和超氧化物歧化酶（SOD）活力，且中、低剂量效果更好，临床疗效优于氟西汀。表明还少胶囊具有良好抗抑郁作用，对正常动物相关生化指标影响很小，且无中枢神经兴奋作用。

十一、镇静

采用戊巴比妥钠协同试验法，将还少丹煎液连续灌服给药 3 天，于末次给药后 1 小时，腹腔注射戊巴比妥钠 40mg/kg。结果显示，还少丹能使小鼠自发活动减少，与戊巴比妥钠合用有协同作用，使小鼠睡眠时间延长。

十二、耐缺氧

采用常压存活时间长短法，于给药后 30 分钟后，分别将小鼠置于盛有 5g 碱石灰的 250mL 的磨口瓶中，结果还少丹与生理盐水组小鼠的平均存活时间分别为（43.1±6.8）分钟、（37.2±3.5）分钟，表明还少丹组能明显延长常压下小鼠对缺氧的耐受性。

十三、保肝

还少丹对小鼠实验性四氯化碳肝损伤有保护作用，能明显减少小鼠死亡率和显著性降低四氯化碳对小鼠肝的损伤率。

第四节　还少胶囊的毒理研究

一、还少胶囊急性毒性试验

1.药物

（1）还少胶囊混悬液：取装胶囊的还少丹醇浸膏加水混合成所需浓度。

（2）还少丹原方混悬液：取制作水泛丸的原生细粉，不含蜂蜜，加水混合成所需浓度。

2.实验动物　昆明种远交关系小鼠，体重为 15～22g，系一级标准动物（川实动管合格证第 32 号），由四川省中药研究所实验动物研究室提供。

3.试验方法与结果　取小鼠 60 只，雌雄各半，将其均分为 3 组，第一组为对照，给予等量生理盐水，第二、三组分别一次灌服还少胶囊与原方，其剂量按 40g/kg 的最大容量灌服（相当于人用剂量的 166.67 倍），连续观察 7 天，结果对生长、食欲与行为均无明显影响，但无一只动物死亡。表明本品无明显毒副反应。

二、还少胶囊的长期毒性试验

1.药物　还少胶囊的混悬液为取装胶囊的还少丹醇浸膏加水混合成所需浓度。

2.动物　大鼠为 Wistar 品系，体重为 80～110g，系一级标准动物（川实动管合格证第 68 号），由四川省中药研究所实验动物研究室提供。

3.试验方法与结果　取大鼠 80 只，随机分为 4 组。给药组分别每日以 3.75g/kg、7.5g/kg 与 15.0g/kg 灌服还少胶囊（相当于溶用剂量的 15.63 倍、31.25 倍与 62.5 倍），对照组给等量水。连续给药 6 个月，于末次给药后，测心电图，次日处死动物，测各鼠的血象、肝、肾功能及组织病理检查。结果见表 3-1～表 3-4。

表 3-1　还少胶囊对大鼠体重的影响

组别	动物数量（只）	剂量（g/kg）	平均体重（$\bar{x}\pm s$）g	
			给药前	给药后
对照组	20	—	90.5±18.2	353.5±71
还少胶囊	20	3.75	94±17.1	384.1±77
	20	7.5	93.5±16.5	390±79
	20	15.0	94±12.7	318±82

表 3-2　还少胶囊对大鼠血象的影响（$\bar{x}\pm s$）

组别	Hb（g/dL）	RBC（×10^{12}/L）	WBC（×10^{9}/L）	白细胞分类（%）		
				中性	淋巴	酸性
对照	14.2±2.1	4.34±0.14	15.0±0.7	32.4±0.8	65.7±0.4	1.4±0.3
还少胶囊	13.7±1.0	4.89±0.19	17.3±1.2	33.1±0.6	65.9±0.6	1.4±0.3
	15.0±1.7	5.50±0.27	16.8±1.1	31.3±0.8	65.0±0.5	1.1±0.2
	14.8±1.1	8.25±0.43	15.5±1.0	34±0.5	66.2±0.5	0.5±0.1

表 3-3　还少胶囊对大鼠血液生化学指标的影响（$\bar{x}\pm s$）

组别	剂量（g/kg）	动物数	SGPT	BUN	白蛋白	球蛋白
对照	—	20	16.4±5.7	9.1±1.7	2.26	
还少胶囊	3.75	18	16.9±7.2	7.8±1.3	2.14	
	7.5	20	17.6±4.7	8.1±2.3	2.32	
	15.0	20	21.4±9.1	8.9±1.3	2.35	

表 3-4　还少胶囊对大鼠心电图的影响（$\bar{x}\pm s$）

组别	心率（次/分）	P-R间期（毫秒）	T波（×10mV）	Q-T间期
对照	491.9±20.2	40.9±1.6	12.5±3.4	73.0±3.3
还少胶囊	485.3±28.4	40.6±1.6	11.9±2.1	74.4±5.9
	476.8±33.8	42.3±1.3	12.7±2.6	75.6±7.3
	492.6±31.7	40.3±1.2	12.6±3.3	73.4±7.8

组织病理学检查：各鼠的肝、肾组织经福尔马林固定，石蜡切片，HE染色，显微镜观察，结果显示，药物组与对照组相比，还少胶囊对大鼠的肝肾组织均未见

异常影响。

4. 结论 经连续 6 个月给予大鼠还少胶囊的长期毒性试验表明，还少胶囊对动物生长、食欲、血象、肝肾功能、心电图以及肝肾病理组织检查，均未见异常，表明此药无明显毒副作用。

第五节　还少胶囊的临床研究

一、试验目的

采用多中心、平行开放、分层随机、阳性对照临床试验，对还少胶囊治疗脾肾两虚证的临床疗效及其临床用药安全性做出进一步评价，为中药品种保护提供依据。

二、试验方法

（一）试验设计

本研究为多中心、平行开放、分层随机、阳性对照临床试验。根据Ⅲ期临床试验的要求，考虑不超过 10% 的退出率，总的例数确定为 440 例，按 3：1 对照原则，其中试验组 330 例，对照组 110 例。

用 JMP4.0 统计软件将 440 例随机分配到 3 个中心。由生物统计学家和有关人员按照随机号的顺序将药物分配到每个中心。各中心的分配例数见表 3-5。

表 3-5　三个中心的病例分配数

中心编号	中心名称	例数	顺序号
001	重庆市中医院	220	1～220
002	重庆市第三医院	108	221～328
003	重庆市中西结合医院	112	329～440

（二）受试对象选择

1. 中医辨证标准（参照中华人民共和国国家标准 GB/T16751.2-1997;《中医临床诊疗术语证候部分》脾肾两虚证辨证标准）：主症为腰膝酸痛、耳鸣目眩、阳痿遗精、食欲减退、脉弱。脾肾两虚的辨证诊断标准须具备其中三项主症。

2. 有关西医疾病诊断标准：本证若涉及西医疾病，须按该病的最新诊断标准执行。

3.脾肾两虚证的证候积分量表，见表3-6。

表3-6 脾肾两虚证的证候积分量表

证候	轻	中	重
腰膝酸痛	发作<3次/月（1）	发作≥3次/月（2）	持续不已（3）
耳鸣目眩	发作<3次/月（1）	发作≥3次/月（2）	持续发生，不能缓解（3）
食欲减退	比正常减少1/3（1）	比正常减少1/2（2）	比正常减少2/3（3）
阳痿遗精	性欲降低（1）	偶有性要求（2）	阳痿或不孕不育（3）
	偶有遗精	每周1次	每周多于1次
失眠	每日不足4小时（0.5）	每日不足2小时（1）	彻夜难眠（1.5）
夜尿频数	每夜2次（0.5）	每夜3次	每夜4次或以上（1.5）
胸闷气短	活动后气变短（0.5）	稍动则气短（1）	不动即气短（1.5）
倦怠	能完成日常活动（0.5）	能部分完成日常活动（1）	不能日常活动（1.5）

注：病情分级标准如下：轻度为脾肾两虚证，证候积分≥5分，且<10分；中度为脾肾两虚证，证候积分≥10分，且<15分；重度为脾肾两虚证，证候积分≥15分。

（三）纳入标准

1.符合脾肾两虚证的辨证诊断标准。

2.年龄在18～75岁。

3.脾肾两虚证证候积分＞6分。

4.签署知情同意书，志愿受试。

（四）排查标准

1.不符合脾肾两虚证的辨证诊断标准。

2.哺乳、怀孕或正准备怀孕的妇女。

3.合并心血管、脑血管、肝、肾、造血系统严重原发性疾病，精神病患者。

4.有明显兼夹证或合并证者。

5.已知对本药组成成分过敏者。

6.正在参加其他药物临床试验的患者。

7.近1个月内服用过补肾类药物。

8.凡不符合纳入标准，未按规定用药，无法判定疗效或资料不全影响疗效或安全性判断者。

（五）受试者退出试验的条件

1.出现过敏反应或严重不良事件者，根据医生判断应该停止临床试验者，即终止该病例临床试验。

2. 病程中出现病情恶化，根据医生判断应该停止临床试验，向主管医生提出退出临床试验的要求，可以退出该病例临床试验。

（六）提前终止试验条件

1. 试验中发生严重不良事件。

2. 临床试验方案设计或实施中发生了严重偏差，难以评价药物效应。

3. 申办者因经费等原因提出提前终止临床试验。

4. 提前终止临床试验，由申办单位和主要研究者共同决定，并及时通知研究各方。

（七）治疗方案

试验组服用还少胶囊，饭前口服，每次 5 粒，1 天 3 次。对照组服用补肾益寿胶囊，口服，每次 2 粒，1 天 3 次。连续服药 8 周为 1 个疗程。观察时间为 1 个疗程。

（八）疗效与安全性观察指标

1. 有效性观察指标

（1）主要疗效指标：脾肾两虚证证候积分。

（2）次要疗效指标（仅对脾肾两虚证证候积分 ≥ 12.5 分者，分级为中度偏重度和重度）：细胞免疫学功能，血液睾酮和雌二醇，红细胞内 SOD（超氧歧化酶）。

2. 安全性观察指标：一般体检项目，如血、尿、大便常规，心电图，肝、肾功能，可能出现的不良反应。

（九）疗效与安全性评价标准

1. 证候疗效判定标准

临床痊愈：脾肾两虚证症状体征消失或基本消失，证候积分减少 ≥ 95%。

显效：脾肾两虚证症状体征明显改善，证候积分减少不足 95%，但 > 70%。

有效：脾肾两虚证症状体征均有好转，证候积分减少不足 70%，但 > 30%。

无效：脾肾两虚证症状体征均无明显改善，甚或加重，证候积分减少不足 30%。

2. 脾肾两虚证每个症状体征均单独评价

3. 安全性评价标准（1 ~ 3 级为不良反应）

1 级：不良事件和试验药物肯定有关。

2 级：不良事件和试验药物很可能有关。

3 级：不良事件和试验药物可能有关。

4 级：不良事件和试验药物可能无关。

5 级：不良事件和试验药物肯定无关。

（十）质量控制与保证

1. 各临床试验中心应建立检测实验指标的标准操作规程和质量控制程序。

2. 各临床试验中心应进行临床试验前的专业培训，以便研究人员充分了解临床试验方案及其各项标准操作规程。

3. 主要研究者应具备副主任医师以上资格，并相对固定。

4. 受试者诊断的确定和治疗后的疗效评价，至少应由 1 名副主任医师和 1 名主治医师共同完成，临床病例报告表应由具有主治医师以上职称的医师填写。

5. 临床医师需按"临床观察表"设计要求，于患者就诊时、治疗后，据实地逐项认真填写，并将各项实验室检查数据粘贴于表后。

6. 尽可能地保证受试者的依从性，做好受试者的工作，使其理解试验的意义。本试验受试者按规定用药及接受诊疗，详细记录用药情况，根据（处方量 – 剩余量）×100%，记录依从性。

7. 由申办者任命监察员，保证临床受试者的权益受到保障，试验记录与报告的数据准确、完整，保证试验遵循已批准的方案进行，符合药品临床试验管理规范和有关法规。

8. 监察员定期检查临床试验进展，认真核实数据与记录。

9. 由申办单位组织召开中期协调会，各床试验中心对前期临床试验中发生和存在的问题进行交流，如要修改床试验方案，需经伦理委员会重新审查并批准。

（十一）统计分析

1. 统计分析计划书与统计软件：试验方案确定后，由统计专业人员负责与主要研究者协商制订统计分析计划书，采用 JMP4.0 统计软件。

2. 分析数据集的选择

全分析集（FANS）：是指尽可能接近按意向性分析原则（主要分析要包括所有随机化的受试者）的理想的受试者集，该数据集由所有随机化的受试者中以最小的和合理的方法剔除后得出。对主要变量缺失值的估计，采用最接近一次观察的结果转到试验数据缺失处（carry-forward），各组在终点时评价疗效的受试者与试验开始时保持一致。

符合方案集（PP）：符合试验治疗方案，主要变量可以测定，基线变量没有缺失，没有重大违反试验方案的受试者。

安全集（SAFE）：随机化后至少接受一次治疗的受试者。

主要变量分析虽选用全分析集和符合方案集：人口统计学和其他基线特征及疗效指标分析均选用符合方案集。

3.统计分析内容：实际两组受试者的入选数量，脱落和剔除病例情况，人口统计学和其他基线特征，依从性，疗效分析及安全性分析。

4.统计分析方法

描述性统计分析：定性指标以频数表、百分率或构成比描述，定量指标以均数、标准差，或中位数、下分位数（Q_1）、上四分位数（Q_3）描述。

两组对比分析：定性资料采用卡方检验，Fisher 精准概率，Wilcoxon 秩和检验，CMH χ^2 检验，WLS 协方差。定量资料符合正态分布用 t 检验（组间进行方差齐性检验，以 0.05 作为检验水准，方差不齐时选用 Satterhwaite 方法进行校正的 t 检验）；不符合正态合正态分布用 Wilcoxon 秩和检验，Wilcoxon 符号秩和检验，GLM 协方差。假设检验统一使用双侧检验，给出检验统计量及其对应的 P 值，以 $P < 0.05$ 作为有统计学意义，以 $P < 0.01$ 作为有高度统计学意义。

三、试验结果

（一）受试人群分析

实际入组共 440 例，剔除 0 例，脱落 19 例，总脱落率为 4.3%。FAS 集为 440 例；PP 集为 421 例；SAFE 集为 440 例。各中心实际完成病例情况见表 3-7。

表 3-7　各中心实际完成病例情况（例）

中心	组别	应完成	实际完成	脱落
重庆市中医院	试验组	165	154	11
	对照组	55	53	2
重庆市第三人民医院	试验组	81	78	3
	对照组	27	26	1
重庆市中西结合医院	试验组	84	83	1
	对照组	28	27	1
合计	试验组	330	315	15
	对照组	110	106	4

（二）组间可比性分析（PP 集）

1.试验组与对照组年龄构成的比较：秩和检验 μ=1.3895，P=0.1658，提示试验组与对照组年龄构成差异无统计学意义，具有可比性。见表 3-8。

表 3-8　三中心试验组与对照组年龄构成的比较

中心	试验组（n=315）				对照组（n=106）			
	40岁	40～50岁	50～60岁	60岁	40岁	40～50岁	50～60岁	60岁
重庆市中医院	26	28	61	39	4	12	12	25
重庆市第三人民医院	20	18	13	27	5	6	5	10
重庆市中西结合医院	10	11	26	36	6	5	10	6
合计	56	57	100	102	15	23	27	41

2. 试验组与对照组性别构成的比较：χ^2_{cmh}=0.2139，P=0.6521，提示试验组与对照组性别构成差异无统计学意义，具有可比性。见表 3-9。

表 3-9　三中心试验组与对照组性别构成的比较

中心	试验组（n=315）		对照组（n=106）	
	男	女	男	女
重庆市中医院	74	80	24	29
重庆市第三人民医院	31	47	10	16
重庆市中西结合医院	50	33	13	14
合计	155	160	47	59

3. 试验组与对照组病情（证候积分）比较：结果提示疗前试验组与对照组病情（证候积分）的差异无统计学意义，具有可比性。见表 3-10。

表 3-10　试验组与对照组病情（证候积分）比较

组别	均数	标准差	t	P
试验组（n=315）	10.63	2.44	1.09	0.2812
对照组（n=106）	10.21	2.38		

4. 试验组与对照组入组前的治疗史比较：χ^2_{cmh}=1.0087，P=0.3152，提示试验组与对照组入组前的治疗史构成差异无统计学意义，具有可比性。见表 3-11。

表 3-11　三中心试验组与对照组入组前的治疗史构成的比较

中心	试验组（n=315）		对照组（n=106）	
	无治疗	有治疗	无治疗	有治疗
重庆市中医院	137	17	50	3
重庆市第三人民医院	76	2	25	1

中心	试验组（n=315）		对照组（n=106）	
	无治疗	有治疗	无治疗	有治疗
重庆市中西结合医院	80	3	26	1
合计	293	22	101	5

5.试验组与对照组入组的病程比较：结果提示试验组与对照组入组前的病程分布差异无统计学意义，具有可比性。见表3-12。

表3-12 试验组与对照组病程（月）比较

组别	中位数	四分位间距	μ（秩和检验）	P
试验组（n=315）	8.18	7.0	0.0261	0.9594
对照组（n=106）	8.31	7.0		

综上所述，试验组与对照组入组时的各种情况基本相当，具有可比性。

（三）疗效分析（PP集）

1.组间证候疗效比较：试验组治疗脾肾两虚证的有效率为89.52%，对照组治疗脾肾两虚证的有效率为89.52%，χ^2_{cmh}=1.4332，P=0.2219，统计学提示试验组与对照组在各中心证候疗效分布无明显差异（表3-13），但试验组与对照组比较，试验组证候积分下降较多，有统计学意义（表3-14）。对此，我们认为证候积分的统计学意义不足以提示两组临床疗效有足够的差异，而证候疗效的分布更能体现两组疗效对比真实情况，因此我们认为两组疗效仍然是基本相当的。

表3-13 三中心试验组与对照组证候疗效分布的比较

中心	试验组（n=315）				对照组（n=106）			
	无效	有效	显效	痊愈	无效	有效	显效	痊愈
重庆市中医院	10	90	51	3	5	33	14	1
重庆市第三人民医院	3	23	46	6	4	9	11	2
重庆市中西结合医院	20	33	27	3	3	11	12	1
合计	33	146	124	12	12	53	37	4

表3-14 试验组与对照组积分降低情况的比较

组别	均数	标准差	t	P
试验组（n=315）	6.3	2.52	2.19	0.0269
对照组（n=106）	5.8	2.79		

2. 主要疗效指标比较：统计学结果提示试验组与对照组各主要疗效指标在治疗前后的变化于两组间无明显差异。组间各主要疗效指标的具体比较除耳鸣有统计学差异以外，其他症状两组间积分降低的比较均无统计学差异，这种情况也支持了上文对两组临床疗效对比结果相当的判断。见表3-15、表3-16。

表3-15 试验组与对照组各症状体征治疗前后差值分析

症状		对照组（n=106）		试验组（n=315）	
		均数	标准差	均数	标准差
腰膝酸痛	后	2.21	0.590	2.30	0.644
	前	0.96	0.615	0.89	0.602
耳鸣目眩	后	1.36	0.749	1.43	0.858
	前	0.66	0.621	0.62	0.534
食欲减退	后	1.58	0.708	1.63	0.788
	前	0.56	0.588	0.55	0.579
阳痿遗精	后	1.28	0.621	1.30	0.654
	前	0.67	0.689	0.55	0.588
性欲衰减	后	1.19	0.737	1.14	0.784
	前	0.52	0.767	0.46	0.699
失眠	后	0.68	0.411	0.64	0.381
	前	0.26	0.340	0.23	0.302
夜尿频数	后	0.69	0.321	0.73	0.378
	前	0.25	0.312	0.26	0.267
胸闷气短	后	0.59	0.311	0.60	0.318
	前	0.17	0.254	0.19	0.234
倦怠	后	0.55	0.251	0.61	0.265
	前	0.21	0.258	0.22	0.261

补阳还少有仙方——还少胶囊研究与应用

表 3-16　试验组与对照组各症状体征的检验分析

症状体征	μ（秩和检验）	P
腰膝酸痛	1.7100	0.0791
耳鸣目眩	2.1380	0.0302
食欲减退	1.6844	0.0837
阳痿遗精	0.6210	0.5398
性欲衰减	1.6314	0.1018
失眠	0.2399	0.8018
夜尿频数	0.0279	0.9698
胸闷气短	1.3102	0.2165
倦怠	1.7018	0.0865

3. 次要疗效指标比较：统计学结果提示如下。①试验组与对照组各次要疗效指标治疗前后变化在两组间无明显差异。②试验组治疗前后比较，治疗后红细胞内SOD、CD4 比治疗前增高。③对照组治疗后 CD3，CD4/CD8 比治疗前增高，血清雌二醇比治疗前降低。见表 3-17 ～表 3-19。

表 3-17　对照组次要疗效指标治疗前后比较

变量名		样品含量	均数	标准差	t	P
CD3	治疗前	20	0.56	0.054	2.42	0.0261
	治疗后	18	0.61	0.057		
CD4	治疗前	20	0.36	0.033	0.75	0.4451
	治疗后	18	0.37	0.042		
CD8	治疗前	20	0.26	0.033	1.50	0. 1583
	治疗后	18	0.25	0.036		
CD4/CD8	治疗前	20	1.51	0.149	2.18	0.0455
	治疗后	18	1.63	0.195		
血清雌二醇	治疗前	19	206.51	148.212	2.86	0.0065
	治疗后	18	120.42	65.864		
血清睾丸酮	治疗前	18	7.91	7.630	0.58	0.5795
	治疗后	17	10.26	9.521		
红细胞内SOD	治疗前	15	152.11	38.446	0.26	0.8346
	治疗后	15	144.51	40.332		

表 3-18　试验组次要疗效指标治疗前后比较

变量名		样品含量	均数	标准差	t	P
CD3	治疗前	69	0.60	0.075	0.81	0.4144
	治疗后	61	0.61	0.053		
CD4	治疗前	65	0.37	0.045	2.08	0.0391
	治疗后	58	0.39	0.034		
CD8	治疗前	66	0.24	0.038	0.95	0.3438
	治疗后	58	0.24	0.028		
CD4/CD8	治疗前	66	1.59	0.218	0.09	0.2484
	治疗后	57	1.66	0.206		
血清雌二醇	治疗前	68	197.95	169.478	0.40	0.6910
	治疗后	59	192.12	158.336		
血清睾酮	治疗前	68	7.01	8.411	0.87	0.3725
	治疗后	59	6.14	7.998		
红细胞内SOD	治疗前	50	148.55	42.456	2.83	0.0063
	治疗后	50	157.76	464.998		

表 3-19　试验组与对照组各次要疗效指标治疗前后比较

变量名	对照组			试验组			t	P
	样本含量	均数	标准差	样本含量	均数	标准差		
cd3	18	-0.02	0.070	57	-0.01	0.082	1.48	0.1456
cd4	18	-0.01	0.0364	57	-0.01	0.048	0.55	0.5775
cd8	18	0.01	0.040	57	0.01	0.039	0.83	0.3857
cd4/cd8	18	-0.12	0.231	57	-0.08	0.246	0.40	0.6912
血液雌二醇	17	85.06	180.314	60	-7.71	149.313	2.14	0.0335
血液睾酮	17	-0.83	6.261	60	0.42	3.772	1.04	0.2897
Dsod	16	2.05	33.348	51	-13.12	29.899	-1.13	0.2573

（四）安全性分析

1. 有关的主要实验室指标分析

（1）治疗前后心电图变化情况比较：χ^2 检验表明治疗前后试验组与对照组的心电图无统计学差异（$P > 0.05$），即两组用药前后心电图无统计学意义的变化。见表 3-20。

表 3-20　心电图情况比较

项目	组别	例数	正常/正常	正常/异常	异常/正常	异常/异常
心电图	试验组	315	288	5	20	2
	对照组	106	95	2	7	2

注：正常/正常，正常/异常，异常/正常，异常/异常 指治疗后/治疗前的心电图情况变化。

（2）主要实验检查项目的比较：t 检验表明试验组与对照组组内，治疗前、治疗后、治疗前后实验室检查各项项目差异均无显著统计学意义。见表 3-21。

表 3-21　主要实验室检查项目治疗前后比较

	试验组（均数±标准差）			对照组（均数±标准差）		
	治疗前	治疗后	P	治疗前	治疗后	P
红细胞（10^{12}/L）	4.18±0.66	4.19±0.59	>0.05	4.21±0.73	4.22±0.72	>0.05
白细胞（10^9/L）	6.32±0.91	6.43±0.97	>0.05	6.41±0.91	6.44±0.77	>0.05
血小板（10^9/L）	213±39.92	217±37.81	>0.05	201±36.78	203±35.89	>0.05
ALT（U/L）	28±6.83	29±6.33	>0.05	29±7.08	28±6.86	>0.05
AST（U/L）	33±6.77	30±6.88	>0.05	34±6.66	33±6.95	>0.05
TB（μmol）	16.93±6.31	17.38±5.71	>0.05	15.32±6.71	16.06±6.56	>0.05
肌酐（μmol）	78±15.11	77±12.47	>0.05	76±12.19	78±12.40	>0.05
尿素氮（μmol）	4.66±1.00	4.65±1.02	>0.05	4.75±1.09	4.60±1.18	>0.05

2. 不良事件分析

（1）不良反应率：试验组不良反应率为 6.97%，对照组不良反应率为 8.18%，χ^2_{cmh}=0.1802，P=0.6712，提示试验组不良反应率无明显差异，说明两组临床不良反应发生情况相当。见表 3-22。

表 3-22　三中心试验组与对照组不良反应率（%）比较

中心	试验组			对照组		
	样品含量	不良反应例数	不良反应率	样品含量	不良反应例数	不良反应率
重庆市中医院	165	9	5.45	55	4	7.27
重庆市第三人民医院	81	3	3.70	27	1	3.70
重庆市中西结合医院	84	4	4.76	28	2	7.14
合计	330	16	4.85	110	7	6.36

（2）严重不良事件报告：无严重不良事件发生。

四、讨论

由临床资料可见，入组时两组组间均衡性较好。

疗效性方面：主要疗效指标显示，还少胶囊治疗脾肾两虚证的总体疗效和对主要症状体征的改善情况与对照组的补肾益寿胶囊相当；次要疗效指标显示，对照组治疗后 CD3、CD4/CD8 比治疗前增高，而血清雌二醇比治疗前降低；试验组治疗后 CD4、红细胞内 SOD 比治疗前增高。提示还少胶囊和补肾益寿胶囊主要疗效相近，但次要疗效各有偏重。

安全性方面：治疗前后比较，患者心电图，血常规，肝肾功能等均未发生有统计学意义的改变；血常规中仅有对照组血小板治疗后正常率高于治疗前。

五、结论

1. 本研究共入组 440 例，实际完成 421 例，脱落 19 例。

2. 还少胶囊治疗脾肾两虚证的有效率为 89.52%，补肾益寿胶囊治疗脾肾两虚证的有效率为 89.52%，两组比较疗效无统计学差异。

3. 还少胶囊和补肾益寿胶囊治疗脾肾两虚证的不良反应发生率分别为 6.97% 和 8.18%，两组比较无统计学差异。研究过程中未发生严重不良事件。

本研究结果表明，还少胶囊治疗脾肾两虚证安全、有效。

参考文献

[1] 宗岩，刘枚，李燕，等. 还少胶囊联合克罗米芬治疗脾肾两虚型排卵障碍性不孕症临床疗效观察 [J]. 辽宁中医药大学学报，2015，17（7）：18-20.

[2] 张华，吴德明，沈冰冰. 还少胶囊为主治疗卵巢早衰 50 例疗效观察 [J]. 湖南中医杂志，2014，30（10）：60-61.

[3] 王钰，杨双双，夏星，等. 还少胶囊抗抑郁作用的实验研究 [J]. 药学与临床研究，2008，16（6）：446-449.

[4] 王春田，李然，李海波. 还少丹抗衰老的药理作用研究 [J]. 中医药学报，2011，39（4）：38-39.

[5] 杜辛，杨仁旭，陈小沁，等. 还少丹胶囊抗衰老及治疗肾阳虚临床观察 [J]. 中国中西医结合杂志，1992（1）：20-22.

[6] 吴翠芳. 还少丹对雌、雄老龄大鼠抗衰老作用的探究 [D]. 重庆：重庆大学，

2016.

[7] 孙建辉，霍海如，李小芹，等．还少胶囊治疗月经不调的药效学评价及分子机制研究 [J]．中国中药杂志，2018，43（7）：1373–1383．

[8] 葛晓舒，刘群良．还少丹对老龄鼠抗氧化能力的影响 [J]．中国现代医学杂志，2006（23）：3574–3576．

[9] 龚梦鹃，邹忠杰，谢媛媛．还少丹对记忆障碍模型小鼠空间学习记忆能力的影响 [J]．时珍国医国药，2011，22（8）：1912–1913．

[10] 左萍萍，刘娜，雒蓬轶，等．还少丹的脑保护机制研究 [J]．中国中西医结合杂志，1997（7）：420–422．

第三章　成方研究

第四章　临床应用

第一节　还少胶囊治疗男科疾病临床研究

一、男科疾病临床基础

（一）历史沿革

中医有关男科疾病的记载历史悠久，《黄帝内经》记载了多种男科疾病的病名，例如"阴痿不用""阴器不用""阴缩""白淫""茎痛""睾肿"等，并提出以"肾"为核心的男科学说，为中医男科学的发展奠定了理论基础。《素问·六节藏象论》云："肾者，主蛰，封藏之本，精之处也。"《素问·金匮真言论》云："夫精者，身之本也。"《灵枢·决气》云："两神相搏，合而成形，常先身生，是谓精。"说明精是生殖、发育的根本。在养生方面，《素问·上古天真论》明确反对"以酒为浆，以妄为常，醉以入房，以欲竭其精，以耗散其真"等"伤肾"的不良习惯，并倡导"恬惔虚无，真气从之；精神内守，病安从来"等"保精"为要的养生之道。

医圣张仲景在《伤寒杂病论》中确立了辨证论治的法则，对失精、阴阳易、劳复等男科病的诊断和治疗作了精辟的论述。《金匮要略·血痹虚劳病脉证并治》云："夫失精家，少腹弦急，阴头寒，目眩，发落，脉极虚芤迟，为清谷、亡血、失精；脉得诸芤动微紧，男子失精，女子梦交，桂枝龙骨牡蛎汤主之。"以及其所创男科名方如真武汤、肾气丸等，千百年来，历验不衰。

南朝齐时期褚澄著《褚氏遗书》中已有晚婚、优生、节欲、节育的论述。《褚氏遗书·问子》云："合男女必当其年，男虽十六而精通，必三十而娶；女虽十四而天癸至，必二十而嫁。皆欲阴阳气完实而后交合，则交而孕，孕而育，育而为子，坚壮强寿。今未笄之女，天癸始至，已近男色，阴气早泄。未完而伤，未实而动，是以交而不孕，孕而不育，育而子脆不寿。"

隋朝巢元方所著《诸病源候论》记载男科疾病有"无子、少精、精血、时气阴茎肿、遗精、阳痿、阳强"等16种,专主虚论,皆认为系肾脏亏损所致。唐代孙思邈著《备急千金要方》补充了《诸病源候论》治法、方药的不足,认识到男科疾病不仅有虚,而且有实。

中医男科学在明清时期有较大发展。首先,男科病名概念更为明确,使以前许多分辨不清的疾病得以鉴别清楚。明代以前阳痿多言阴痿,亦可见于女科。张介宾在《景岳全书·杂证谟·阳痿》中首先提出"阳痿"的病名,并沿用至今。其对阳痿病机的论述影响深远,《景岳全书·阳痿》说"男子阳痿不起,多由命门火衰,精气虚冷,或以七情劳倦,损伤生阳之气,多致此证",以至当今仍把"补肾壮阳"作为阳痿的主要治法,其创制的右归丸、赞育丹等,也应用至今。同时,这一时期还对癃闭与小便不利、梦遗与滑精、淋浊与血精等做出了清晰的定义,如《医学心悟·小便不通》云:"小便不通,谓之癃闭。癃闭与淋证不同,淋则便数而茎痛;癃闭则小便点滴而难通。"武之望在《济阳纲目》中对许多男科疾病如遗精、赤白浊、淋、悬痛、种子、前阴等的证治做了详尽描述。岳甫嘉撰《妙一斋医学正印种子编》专门研究男人种子,对养精的方法、炼精的手段、交合时间的选择、服药的宜忌均有详述,特别是对不育症的研究,颇具匠心。清代傅山所著《傅青主男科》是我国现存第一部以"男科"命名的专著,内容虽以内科杂病为主,但对一些男科疾病如滑精、梦遗、阳强不倒、阳痿不举、肾子痛等病证也有独特见解。另外,清代《医宗金鉴》《疡科心得集》《外科全生集》等中医外科专著的出版,对男科疾病的诊断和治法以及中医男科学的形成和不断完善,均做出了历史贡献,其中许多学术思想至今仍有较高的参考价值。

(二)男子的性生理特点

男性有睾丸、阴茎、前列腺等,具备了生精、藏精、排精、种子四大生理功能。男子到了16岁前后的青春期,肾气始盛,天癸充盈,发育迅速,尤其是性器官和性征的发育最为明显,性机能和生殖能力趋于成熟,并开始出现排精现象,初步具备了生育能力。24~30岁是男性发育的鼎盛时期,此时肾气充实,天癸充足,为最佳生育年龄。56岁左右,肾气始衰,天癸渐竭,性机能和生殖能力逐渐衰退。约65岁开始,性机能明显下降,一般不再有生育能力。

男性的生理特点是以肾主生殖为中心,以肾气、天癸、精这三大物质为基础,以肾气-天癸-精为主轴的正常功能活动及其协同作用的运动变化过程。三大物质之间既相互区别,又紧密联系。天癸来源于先天之精气,靠后天水谷滋养;肾气的充实促使天癸充盛,随着天癸的充实,精室产生成熟精子而精液溢泄。三者之中,天癸是促进男性性机能和生殖能力旺盛的关键物质,性机能和生殖能力的强弱随着天癸的盛衰而发生变化。

（三）病因病机

1.外感六淫 六淫之邪，在一定条件下，均可成为男科疾病的发病因素。由于男子的生理与病理特点，湿邪、热邪、寒邪是外感病邪中的主要致病因素。湿性重浊趋下，易导致男性下身疾病，如阳痿、不育；热邪易耗伤阴液，迫血妄行，可致睾丸肿痛，前列腺脓肿等；寒邪收引凝滞，易伤阳气，若经脉气血凝滞，则阳痿不举。

2.劳逸失度 《素问·生气通天论》云："阳气者，烦劳则张，精绝……"《素问·痿论》云："入房太甚，宗筋弛纵。"如果劳累过度，尤其是房事过度，恣精纵欲，肾精亏耗，可出现阳痿、早泄、遗精、滑精、精少不育等病症。相反，过度安逸，机体少动，气血不运，痰湿壅盛，易发生肥胖、性功能障碍、不育等疾病。

3.七情内伤 男科多以忧思、郁怒、惊恐致病。如忧思伤脾，则气血不足，血不生精，可致精少、不射精等；郁怒伤肝，则肝气郁结，可致男子阳痿、房事茎痛等；惊恐伤肾，则肾失摄纳，可致阳痿、早泄、遗精、滑精等。

4.饮食失宜 饮食不节，暴饮暴食，或过食肥甘厚味，容易滋生痰湿，阻滞脾胃气机，可致阳痿、淋浊；过食寒凉生冷，损伤脾肾阳气，可致精冷不育、阳痿；饮食过少或过于清淡，可致化源不足，精血不旺，出现精少、不育等。在男科范畴，饮酒的危害最为明显，酒为湿热之品，多饮易助湿生热，湿热下注，则导致阳痿、不育、前列腺疾病。

5.跌仆损伤 肝主筋，肾主骨，损害筋骨，故进而可导致肝肾的损伤。如跌仆过重，还可直接损害泌尿生殖器官及冲、任、督诸脉，造成阳痿、血尿、癃闭、尿失禁等男科疾患。

6.其他原因 包括先天不足、不洁性交、毒物损伤等。若禀赋不足，可导致男性性征阙如，即"天宦"，可见男子须不生、阴茎短小、无睾症等。不洁性行为易感染多种性传播疾病如艾滋病、淋病等，并通过尿道逆行感染，发为生殖系多种疾病。许多射线如放射线、电磁辐射等，各种有毒化学品如杀虫剂、化肥、催熟剂、食品添加剂、着色剂、洗衣粉、化妆品，均能损伤肾精，造成不育和性功能障碍等男科疾病。

（四）治疗特点

男科各疾病的治法需结合各自的特点，明确其病因、病性、病位以确定治疗法则。中医学界对男科疾病的治疗积累了丰富的经验和许多独具特色的方法，除遵循辨证论治的原则常规给予中药内服之外，有时也配合外用药物、手术、针灸、推拿按摩、理疗等多种行之有效的治疗方法。在临床辨证治疗时，要详察病情，抓住主要证候，根据病情的需要，灵活掌握。

二、还少胶囊治疗少弱精子症的临床研究

（一）现代医学对本病的认识与治疗

1. 基本概念　少弱精子症是指精子浓度和活力低于正常参考值下限。根据 2011 年版《世界卫生组织人类精液检查与处理实验室手册》（简称 WHO 5 版）的标准，少精子症的界限定为精子浓度 $< 15 \times 10^6$/mL 或精子总数 $< 39 \times 10^6$。弱精子症是指精子总活动力（前向运动＋非前向运动）低于 40% 或前向运动精子低于 32%。

2. 病因

（1）生殖道感染：附睾、输精管、精囊和前列腺等部位的急慢性炎症可影响或破坏睾丸内生精细胞的生精功能，进而影响精子的数量和活力，是男性少弱精子症的重要病因。

（2）精索静脉曲张：有统计显示，约有 1/4 至 1/3 的少弱精子症是由精索静脉曲张导致。曲张的精索静脉使阴囊温度升高、肾上腺及肾脏毒性物质反流，继而引起睾丸的生精上皮及间质细胞损害，导致生精异常。

（3）内分泌疾病：睾丸的生精功能需要在多种激素作用下才能完成，凡是能够影响下丘脑 – 垂体 – 性腺轴的病理性变化（包括下丘脑、垂体、甲状腺、肾上腺等疾病）都会导致精液质量的下降，继而导致生殖激素分泌障碍，从而影响睾丸生精功能。

（4）免疫因素：自身免疫干扰正常精子的生成，或通过产生抗精子抗体，影响精子的运动能力、穿透能力等，阻止精子输出。

（5）先天性疾病：性染色体的畸变可对精液质量造成严重影响，精母细胞的减数分裂障碍，导致精子在某一期发生停顿，造成少精子症或无精子症。

（6）环境因素和药物影响：铅、铝、锰、铬等重金属，合成的农药，激素类药物，化疗药，电离辐射与非电离辐射，都有可能影响男性生育能力。

（7）其他因素：蛋白质、维生素和微量元素等摄入不足会影响睾丸的生精功能；长期食用粗制棉籽油、大量饮酒或吸烟等，或经常长时间热水浴或长期在高温环境中作业等，也影响男子的生精功能和精液质量；此外，糖尿病、慢性肝病、尿毒症、甲状腺功能亢进症等全身性疾病均可影响生精功能，导致少弱精子症。

3. 诊断要点

（1）病史：详细询问患者现病史、既往史、个人史、婚姻史、性生活史，明确

是否曾食用棉籽油，是否有腮腺炎引发睾丸炎病史，是否有生殖系统（如睾丸、附睾等）炎症病史，是否有放射线接触史，是否为长期高温作业，以及是否有吸烟、饮酒、熬夜等不良生活习惯等。

（2）临床表现：多数患者临床上无明显症状，因婚后不育就诊，可有因不育而产生焦虑和沮丧。生殖系统感染患者可有睾丸肿痛史和尿频、尿急的泌尿系统感染史；营养不良者可见消瘦；精索静脉曲张者可见睾丸坠胀。

（3）体格检查：包括全身情况和外生殖器，如体型，发育营养，胡须、腋毛、阴毛分布，乳房发育等情况；重点检查阴茎发育，睾丸位置及其大小、质地，有无肿物或压痛，附睾、输精管有无结节、压痛或缺如，精索静脉有无曲张。

（4）辅助检查：主要包括精液常规分析、精浆生化测定、性激素测定、彩超检查、免疫学检查等，可明确少精子程度，评估附睾、前列腺、精囊腺的功能，筛查相关病因。

4. 治疗

（1）对因治疗：彻底治疗原发病，如因附睾炎、精囊腺炎所导致的不育，可运用抗生素治疗炎症；远离导致精子损伤的环境因素；药物因素引起的睾丸损害，停药后部分患者可恢复；精索静脉曲张患者可选择手术治疗。

（2）药物治疗

①抗氧化的治疗药物：抗氧化治疗可改善全身或局部的微环境，对精子生成以及保护精子的结构和功能都有积极意义。目前，常用的有天然维生素 E 软胶囊、硫辛酸、谷胱甘肽以及乙酰半胱氨酸等。

②改善细胞能量代谢的治疗药物：该类药物可提高细胞线粒体氧化功能以及多个方面改善全身组织和细胞代谢能力，并且多兼具抗氧化作用，常用的药物有左卡尼汀、辅酶 Q_{10} 等。

③改善微循环的治疗药物：此类药物通过改善睾丸与附睾的血液循环，提供睾丸生成和成熟的理想微环境，进而促进睾丸生精以及附睾内的精子成熟。常用的药物有七叶皂苷类、胰激肽原酶等。

④促性腺激素的治疗药物：适用于继发性性腺功能低下的部分患者，此类药物可促进精子产生，调节患者雄激素水平，改善性生活质量。

（3）辅助生殖技术：首选药物治疗或手术治疗等常规治疗，如果治疗效果不明显，确有必要时再运用辅助生殖技术（ART）。依次考虑宫腔内人工授精（IUI）、体外受精胚胎移植术（IVF）、单精子卵细胞质内注射术（ICSI）和植入前遗传学诊断（PGD）等辅助生殖技术。

5. 预防与调护

（1）及时发现并积极治疗原发疾病，如急慢性前列腺炎、精囊炎、急慢性睾丸炎、急慢性附睾炎、睾丸鞘膜积液、精索静脉曲张等泌尿生殖系统疾病。

（2）避免服用具有生殖毒性的食物和药物，如棉籽油、香菜、芹菜、苦瓜等食物，以及皮质激素、雌激素、雷公藤、西咪替丁、庆大霉素等药物。

（3）保持积极健康的生活方式，不饮酒、戒烟、少食肥甘厚腻、不久坐、少桑拿、不穿太紧内裤，多饮水等。

（4）规避可能导致男性不育的物理因素和化学因素。物理因素主要有热、电磁辐射、放射线等；化学因素主要有各类重金属以及各种有害食品添加剂和食品染色剂等。

（二）中医学的认识与治疗

本病属中医"精少无子""精清""精寒""精冷"等范畴，历代医家对精子的质量病变已有相当的认识，《金匮要略》指出"男子脉浮弱而涩，为无子，精气清冷"。《诸病源候论》曰："肾主骨髓，而藏于精，虚劳肾气虚弱，故精液少也。"朱丹溪认为"精虚脉弱不能成胎"，陈士铎也指出精少为男子不育六病之一。病因病机概括如下。

1. 禀赋不足 先天禀赋不足，肾精亏虚；或后天失养，脾气亏虚，后天无以充先天，命门火衰，精失温煦而致。

2. 饮食不节 嗜食肥甘厚腻、辛辣之品，损伤脾胃，痰湿内生，蕴湿成热，湿热下注于精室、精窍，蕴久化热、化毒，耗伤肾精而致。

3. 情志失调 情志不舒，郁怒伤肝，肝气郁结，疏泄无权，可致宗筋痿而不举；或气郁化火，肝火亢盛，灼伤肾水，肝木失养，宗筋拘急，精窍之道被阻而致。

4. 过度劳累 过度思虑、劳累，耗气伤血；或大病久病之后，元气大伤，气血两虚，肾精化源不足而致。

本病的基本病机为脾肾亏虚，辨证分为虚证和实证，虚证多为肾精亏虚，命门火衰，伴有滑精、腰膝酸软、头昏耳鸣、神疲乏力等证候；实证多以湿热、瘀血为患，伴少腹、会阴疼痛不适，舌苔黄腻等证候。临床辨治应以补肾健脾法作为基本治则，在辨证论治的基础上，兼以清利湿热、疏肝解郁、活血化瘀、益气养血等。

（三）临床报道

秦德怀等在"还少胶囊治疗少弱精子症临床疗效研究"中报道：研究采用开放性、自身前后对照的临床研究方法，将193例少弱精子症患者随机分为3组。对照组 60 例给予口服维生素 E 片（1 粒 / 次，3 次 / 日），治疗组 70 例给予口服还少胶囊（3 粒 / 次，3 次 / 日），联合用药组 63 例给予口服还少胶囊（3 粒 / 次，3 次 / 日），同时加服维生素 E 片（1 粒 / 次，3 次 / 日）。3 组均治疗 12 周。结果显示，共有 184 例患者完成了临床研究，治疗 4、8、12 周后，治疗组和联合用药组的各项指标均有不同程度地改善，患者配偶受孕率明显提高；治疗 12 周后，精子密度方面，治疗组增加了 74.78%，联合用药组增加了 83.48%；（a+b）级精子百分率方面，治疗组增加了 98.74%，联合用药组增加了 103.72%；a 级精子百分率方面，治疗组增加了 95.64%，联合用药组增加了 94.97%；精子存活率方面，治疗组增加了 72.26%，联合用药组增加了 73.93%；精液量方面，治疗组增加了 30.99%，联合用药组增加了 29.67%；精液液化时间方面，治疗组降低了 39.90，联合用药组降低了 39.41；正常精子形态方面，治疗组增加了 160.80%，联合用药组增加了 178.87%；精液中果糖含量方面，治疗组、联合用药组分别增加了 38.08% 和 40.90%；α – 中性糖苷酶活性方面，治疗组、联合用药组分别增加了 41.75% 和 41.66%；治疗组和联合用药组的受孕率分别为 19.70% 和 19.67%。说明还少胶囊可明显提高少弱精子症患者精液质量，提高患者配偶受孕率，未见明显不良反应。

杨长海等在"还少胶囊治疗少弱精子症的多中心临床观察"中报道：研究采用随机、开放、多中心、阳性药物对照的临床研究方法，选取 200 例中医证型为脾肾虚损证的少弱精子症患者，其中治疗组和对照组各 100 例。治疗组患者口服还少胶囊，3 粒 / 次，每日 3 次；对照组患者口服五子衍宗丸，每次 6g，每日 2 次。两组均治疗 12 周。记录治疗第 4 周、8 周、12 周记录精液量、精子浓度、a 级精子百分率、（a+b）级精子百分率以及精子存活率，配偶妊娠率，中医症状评分。结果显示，治疗组与对照组分别有 96 例、94 例完成了临床观察。治疗组在治疗前及用药后 4 周、8 周和 12 周，精子浓度平均值分别为 $14.78 \times 10^6/\text{mL}$、$15.33 \times 10^6/\text{mL}$、$20.98 \times 10^6/\text{mL}$、$28.78 \times 10^6/\text{mL}$，a 级精子百分率平均值分别为 12.17%、15.05%、21.17%、26.97%，（a+b）级精子百分率平均值分别为 24.78%、28.97%、37.23%、47.67%，精子存活率平均值分别为 38.64%、44.18%、51.67%、60.45%。对照组在治疗前及用药后 4 周、8 周和 12 周后，精子浓度平均值分别为 $13.98 \times 10^6/\text{mL}$、$15.16 \times 10^6/\text{mL}$、$17.22 \times 10^6/\text{mL}$、$23.42 \times 10^6/\text{mL}$，a 级精子百分率平均值分别为 13.21%、14.77%、17.01%、20.25%，（a+b）级精子百分率平均值分别为 25.26%、27.32%、31.14%、35.24%，精子存活率平均值分别为 39.56%、43.73%、46.58%、53.45%。经过 8 周的治疗后，与治疗前比较，两组患者的精子活率、精子浓度及 a 级及（a+b）级精子百分率均有显著改善（$P < 0.05$），且随着治疗时间的延长，改

善效果更明显；与对照组相同的时段相比，治疗组精液各参数均有显著改善（$P < 0.05$）。对照组患者配偶妊娠率为18.09%，治疗组患者配偶妊娠率为29.17%，治疗组的患者配偶妊娠率高于对照组，差异有统计学意义（$P < 0.05$）。两组患者治疗12周后中医症状评分均有明显下降（$P < 0.05$），且治疗组下降更为明显（$P < 0.05$）。说明还少胶囊能明显提高少弱精子症患者的精液质量，提高受孕率，安全有效，值得临床推广。

郭博达等在"还少胶囊对奥硝唑诱导的弱精子症模型大鼠生殖功能损伤的保护机制研究"中报道：将SD雄性大鼠随机分为4组，每组10只，分别是空白对照组、模型组、还少胶囊组和左卡尼汀组，除空白对照组外，其余3组采用奥硝唑（ORN）400 mg/（kg·d）灌胃大鼠28天，制成弱精子症大鼠模型。并同时连续给药28天后，处死大鼠，检测大鼠附睾中左卡尼汀的含量，精子浓度、活率，附睾组织中有机阳离子转运子2（OCTN2）mRNA的表达，并观察大鼠睾丸组织病理结构。结果显示，还少胶囊组、左卡尼汀组与模型组相比，附睾左卡尼汀的含量均可明显提高（6366.5、6934.7mg/L vs 2880.3mg/L，$P < 0.01$）；改善精子浓度[（46.19±14.23）、（42.25±6.11）×10^6/mL VS（34.58±10.25）×10^6/mL,$P < 0.01$]，改善精子活率[（61.34±7.98）%、（61.34±7.98）%VS（42.59±7.54）%,$P < 0.01$]；上调附睾OCTN2 mRNA的表达量（27.26、27.15 VS 26.07，$P < 0.01$）。同时，还少胶囊组能保护ORN造模所致睾丸生精细胞的病理损伤，使生精细胞在排列方式和活跃程度以及生精小管形态上均与空白对照组更加接近。说明还少胶囊对ORN诱导的弱精子症大鼠模型生殖功能损伤具有保护作用，能提高模型大鼠的精子浓度与活率，作用机制可能与其上调附睾OCTN2 mRNA的表达量、提高附睾左卡尼汀的含量有关。

唐健生在"还少胶囊治疗少弱精子症患者的安全性和有效性观察"中报道：选择2017年4月至2018年8月深圳市盐田区妇幼保健院收治的少弱精子症患者68例，按照随机数字表法分为对照组（34例，使用西医常规方法治疗）和研究组（34例，服用还少胶囊治疗）。结果显示，研究组治疗效果显著，精液质量[精液量、正常精子形态、精子密度、a级精子、（a+b）级精子、精子存活率、精液中果糖含量、α–中性糖苷酶活性]明显改善，患者配偶孕率明显提高，差异有统计学意义（$P < 0.05$）。说明采用还少胶囊的治疗效果显著，安全性高，值得在临床治疗中进一步推广。

（四）合并用药

谢昌强在"用还少胶囊联合十一酸睾酮治疗弱精子症的疗效研究"中报道：对2013年9月至2015年9月期间重庆市永川区妇幼保健院所收治64例弱精子症患

者的临床资料进行回顾性研究。按照治疗方法的不同将这 64 例患者分为常规组（十一酸睾酮治疗）和联合组（还少胶囊联合十一酸睾酮治疗），每组各有 32 例患者。结果显示联合组患者治疗的总有效率明显高于常规组患者，二者具有显著性差异（$P < 0.05$）。说明用还少胶囊联合十一酸睾酮治疗弱精子症的效果显著，可明显提高其精子的质量，提升其精子的活动力。

张鹤云等在"还少胶囊联合左卡尼汀治疗少、弱、畸精子症的疗效观察"中报道：研究采用随机对照的临床研究方法，将确诊的 186 例脾肾虚损型男性不育患者随机分为治疗组、对照组和联合治疗组，每组 62 例。治疗组给予还少胶囊治疗，每日 3 次，每次 3 粒；对照组给予左卡尼汀口服液治疗，每日 3 次，每次 1 支（10mL）；联合用药组给予还少胶囊联合左卡尼汀口服液治疗，用法同上。3 组均用药 12 周，随访 3 次，治疗后第 4 周、第 8 周、第 12 周分别检测两组精液质量（精液量、精子浓度、精子活率、前向运动精子百分率）及精子畸形率。结果显示，共 180 例患者完成了临床研究，治疗 12 周后，联合用药组精液量提高 42.77%，精子浓度提高 142.37%，精子活动率增加 28.61%，前向运动精子百分率增加 24.39%，精子畸形率下降 6.27%，与用药前相比都有显著提高，差异有统计学意义（$P < 0.05$）。联合用药组在提高精液量、精子浓度、精子活率、前向运动精子百分率上优于对照组（$P < 0.05$），在提高精子活率、前向运动精子百分率上优于治疗组（$P < 0.05$）。治疗组用药后精液量、精子浓度、精子活率、前向运动精子百分率、精子畸形率与用药前相比都有显著提高，差异有统计学意义（$P < 0.05$），治疗组在提高精液量和精子浓度上显著优于对照组（$P < 0.05$）。说明还少胶囊联合左卡尼汀治疗少、弱、畸形精子症安全有效，值得临床推广。

卫海等在"还少胶囊治疗少弱精子症的临床疗效观察"中报道：选取 2013 年 1 月至 2015 年 1 月在常州市妇幼保健院接受治疗的少弱精子症患者 90 例，随机分成两组，试验组和对照组。对照组患者采用维生素 E 进行治疗，试验组患者在对照组的基础上服用还少胶囊进行治疗。经过 3 个月的观察对比发现，试验组患者总有效率为 88.9%，明显优于对照组的 66.2%；在精液指标方面，试验组及对照组患者精液各项指标均有一定的改善，但试验组改善程度明显优于对照组，两组结果差异具有统计学意义（$P < 0.05$）。说明应用还少胶囊治疗少弱精子症可显著提高临床治疗总有效率，改善患者精子异常状态，提高受孕率，值得在临床上进一步推广和使用。

（五）小结

肾藏精，主生殖，脾为后天之本，脾健运则生殖之精才能生化有源，所以少弱精子症常采用温肾补脾、养血益精的治疗方法。还少胶囊脾肾同补，熟地黄、山茱萸、枸杞子、肉苁蓉、杜仲、牛膝、巴戟天补肾填精，山药、茯苓健脾益气，五味子、枸杞子养血益精，切合本病病机，疗效显著。现代药理研究证实，枸杞子、山茱萸等含有丰富的微量元素，可促进精子生成，肉苁蓉、杜仲、牛膝、巴戟天可干预氧化应激损伤，保护精子膜结构和功能，促进精子生成，从而提高精子的活力和密度。

三、还少胶囊治疗免疫性不育的临床研究

（一）现代医学对本病的认识与治疗

1.基本概念　免疫性不育是指以精子作为抗原，在体内激发免疫反应所引起的不育症。据 WHO 统计，原因不明的不育夫妇中，10%～30% 为免疫因素所致，有6%～10% 的不育男子可在血或精液中查到抗精子抗体。

2.病因　男性生殖道与睾丸存在着坚固的血-睾屏障（血-生精小管屏障）。对人体来说，精子具有抗原性，正常情况下，机体不会对精子产生免疫应答反应，因精子与机体的免疫系统被血-睾屏障所隔离，同时，精浆中的一些免疫抑制活性物质及生殖道免疫活性细胞亦能抑制生殖道内的免疫反应。但如果发生外伤手术、男性生殖道感染，睾丸活检，输精管梗阻等因素，均可使精子或精子膜片段越过损伤的血-睾屏障，被自身的免疫系统识别，产生抗原抗体的免疫应答，引发抗精子抗体产生。抗精子抗体通过与精子发生凝集反应，进而影响精子的发育、成熟、获能、运动，从而降低精子活力和宫颈黏液穿透力，影响精子顶体反应，影响精卵结合，干扰受精卵的植入和着床，从而导致不育。

3.诊断要点

（1）病史：详细询问患者现病史、既往史、个人史、婚姻史、性生活史，明确是否有生殖系统炎症感染史、阴囊外伤史、生殖系统手术史等。

（2）临床表现：可有原发病的症状和体征，如睾丸炎、附睾炎、前列腺炎、精囊炎等，或无临床症状。

（3）体格检查：对生殖系统梗阻性疾病、附属性腺感染及损伤史患者进行体格检查，应特别注重双侧睾丸体积测量、有无附睾结节或输精管结节等体征的存在。

（4）辅助检查：检查内容主要包括精液常规分析、抗精子抗体检测等。临床常见精液化验各项指标正常，但抗精子抗体检测异常。

（5）免疫性不育症的诊断依据：性功能及射精功能正常；但在至少一份精液标本中，混合抗球蛋白反应试验（MAR）或免疫珠试验有不少于 50% 活动精子表面

被覆抗体，即可诊断。

4. 治疗

（1）抗生素治疗：男性免疫性不育症的发生大多数与生殖道感染有关。彻底治愈生殖道炎症有助于抗精子抗体转阴，抑制抗体形成。抗感染治疗越早、越及时，越好，一般治疗期限 1 ～ 3 周。若女方存在感染也应同时治疗。

（2）手术治疗：不能用非手术疗法治愈其生殖系统病变者，如附睾结核、精子肉芽肿、一侧输精管梗阻或一侧睾丸严重损伤等，则应选择病灶部位进行手术或切除，消除免疫反应的病灶有可能改善生育力。

（3）免疫抑制剂治疗：对于经各种检查无明显器质性病因，而仅表现为抗精子抗体增高者，可考虑用免疫抑制剂治疗。常用药物有泼尼松等。

（4）精子洗涤与辅助生殖技术：精子通过洗涤可去除精浆中的抗精子抗体，并用洗涤过的精子做宫腔内人工援精，以达到受孕目的。当精子参数（浓度、形态、活动力）超过正常下限，而且免疫珠试验标记颗粒主要附着在精子中段和（或）尾部时，治疗效果满意。但当精子性状低于正常，免疫珠主要附着在精子头部或整个精子表面，或 80% 以上精子结合免疫珠标记时，治疗效果欠佳。对上述各种方法都无效者，可选用体外受精及胚胎移植等技术。

5. 预防与调护

（1）合理饮食，戒烟酒，少熬夜，适当锻炼，增强机体免疫力。

（2）避免泌尿生殖系统损伤，预防泌尿生殖系统的感染。

（3）注意阴囊散热，不宜穿紧身裤，不宜桑拿浴。

（4）如果精子作为抗原引起女性体内抗精子抗体阳性而致不育，性生活应坚持使用避孕套，以减少精子抗原刺激。

（二）中医学的认识与治疗

本病属中医学"无子""艰嗣"等范畴。"不育"之词最早见于《周易》中"妇孕不育"。叶天士的《秘本种子金丹》又称男性不育症为"男子艰嗣"。病因病机概括如下。

1. 禀赋不足　先天禀赋不足，肾气不充，或房事不节，肾精亏虚所致。

2. 饮食不节　喜烟酒，嗜食肥甘厚味和辛辣刺激之品，或感受湿热之邪，脾胃受损，湿热内生，致湿热蕴结，湿热下注，浸淫精室。

3. 跌仆损伤　阴器外伤，损伤精道，瘀血内停，或阴寒内盛，血凝不行，阻遏精道，腐败精液。

4. 情志失调　情志不畅，或所欲未遂，或盛怒伤肝，致肝失疏泄条达，肝气郁结，气机运行不畅，气化失司，则气滞血瘀，影响肾藏精的功能，精室失养，终致不育。

中医学认为，本病的基本病机是肾气亏虚，湿热血瘀，影响脏腑阴阳气血平衡，以致两精不能相搏而无子，本虚标实是其病性特点。本病多有免疫功能低下或紊乱的表现，为"正虚"。肾为先天之本，肾藏精，主生殖，故肾气亏虚、肾精不足是导致"正虚"的关键，为本病的首要环节。正虚则邪侵，正邪交争，致使湿浊邪毒内蕴，日久形成血瘀，湿热血瘀日久又损伤人体正气，进而形成恶性循环，终致肝肾阴虚、湿热血瘀之虚实夹杂之证。因此，本病的病位主要在肾，与肝、脾有关。治疗宜扶正祛邪，以补肾益气、清热利湿、活血化瘀为基本方法，根据正虚邪实偏重的不同，治疗应有所侧重，标本兼顾。初期以祛邪为主，扶正为辅；后期以扶正为主，祛邪为辅。

（三）临床报道

李双贵等在"加味还少丸治疗男性不育症 150 例"中报道：研究选取襄阳市第一人民医院 1981 年至 1989 年男性不育症 150 例，年龄最小的 25 岁，最大的 42 岁，平均 31.5 岁。结婚年数为 3 ～ 14 年，平均结婚年数为 3.3 年。采用加味还少丸治疗，每日早晚各服 10g，淡盐汤送下，服完一料后检查精液常规。连服三料仍无效者停药，属无效。服药 3 个月。结果显示，精液量明显增加，精子活动率增强，精液液化时间均属正常范围。其中 106 例在服药后 1 年内让女方受孕。说明加味还少丹能增强生殖系统的功能活动，对治疗不育症有显著疗效。

（四）合并用药

于凤娟等在"还少丹配伍锌硒宝治疗男性不育症的临床观察"中报道：研究选取 1999 年 3 月至 2000 年 4 月黑龙江省计划生育科学研究所门诊就诊的不育症患者 16 例，平均年龄 28.8 岁。不育时间 2 ～ 9 年，平均 4.3 年。精液常规检查为少精子、弱精子（精子密度 < 20×10^6/mL；活率 < 50%，或活力 a 级 < 25%，或（a+b）级 < 50%）。口服由济南体恒健生物工程有限公司生产的锌硒宝片，3 次 / 日，每次 6 片，同时服用重庆三峡云海药业股份有限公司生产的还少丹胶囊，2 次 / 日，每次 5 粒，服 3 个月为 1 个疗程。结果显示，16 例男性不育患者服药后，精子密度、精子活动率及活力有明显增加或提高。说明还少丹配合锌硒宝治疗少精、弱精有良好疗效。

齐凤等在"还少胶囊联合强的松及抗生素治疗男性免疫性不育症"中报道：研究纳入南京中医药大学徐州附属医院男性不育门诊中血液抗精子抗体阳性患者 92 例（排除生殖系统手术及外伤史），随机分为还少胶囊治疗组和强的松治疗组。还少胶囊治疗组：口服还少胶囊，5 粒 / 次，2 次 / 日；强的松，每次 5mg，3 次 / 日；左氧氟沙星，每次 0.2g，2 次 / 日。强的松治疗组：口服强的松，每次 5mg，3 次 / 日；左氧氟沙星，每次 0.2g，2 次 / 日。进行 6 个月治疗和 6 个月随访，共 12 个月的随机平行对照试验。结果显示，治疗 6 个月后，还少胶囊治疗组、强的松治疗组两组间血液抗精子抗体转阴率和怀孕率均有显著差异（$P < 0.05$）。说明还少胶囊联合强的松及抗生素治疗男性免疫性不育是有价值的。

（五）小结

肾为先天之本，藏先天之精和后天之精，与人体免疫功能密切相关。因此，肾精亏虚是免疫性不育症的根本病机，补肾是治疗的基本治则。还少胶囊针对不育症患者肾虚的本质，山药、熟地黄为君药，培补肾阴，肉苁蓉、杜仲、牛膝、小茴香、巴戟天为臣药，温补肾阳，药力直达病所，长期服用，可益肾填精，调节免疫功能。

四、还少胶囊治疗精液不液化症的临床研究

（一）现代医学对本病的认识与治疗

1. 基本概念　WHO 规定，新鲜离体精液应该在室温下 60 分钟内发生液化，若超过 60 分钟仍不液化或仍含不液化的凝集块，称为精液不液化症。由于精液凝固不化，减缓或抑制了精液的正常运动，使精子发生凝集或制动，精子的正常运动被减缓或抑制，精子不能通过宫颈与卵子结合而导致不育。

2. 病因　精液在生殖道内是以液体状态存在的。当精液从阴茎口射出后，立即变成胶冻状或凝结块样乳白色物质，此时精子包含在精液内部或附于表面，无法自由游动，5 ～ 45min 之后，精液产生一种自动液化过程使凝胶液化，变为稀薄流动的液体。这种正常的精液液化过程是精液凝固因子和液化因子共同作用的结果。凝固因子主要由精囊分泌，液化因子由前列腺分泌，这种凝集 - 液化过程都是酶催化的过程。精囊腺能产生凝固因子（SG 蛋白），使精液形成凝胶样物质的基质，而前列腺分泌的蛋白分解酶、纤溶蛋白酶参与了液化过程，可以溶解自凝块。

精液的这种液体 - 凝集 - 液化过程具有一定的生理意义。开始时呈液态是便于精液的射出，随后形成凝块有利于精液在阴道里停留较长时间，并使精子得到充分休息和获能。一旦液化，精子就有足够的能量穿透宫颈黏液，并向生殖道深处继续挺进，最终到达输卵管。

（1）精囊和前列腺炎症：正常的精液液化过程是精液凝固因子和液化因子共同作用的结果。精囊腺和前列腺是与精子发生凝固和液化关系最密切的两个附属性

腺。如果患有精囊炎，凝固因子产生过多则使精子稠厚；如果患有前列腺炎，液化因子分泌减少则精液不液化。因此，精囊腺和前列腺疾病是引起精液不液化的重要原因。

（2）微量元素缺乏：精液液化需要锌、镁等微量元素的参与，比如锌参与精子的生成、成熟、激活和获能过程，对精液质量具有重要意义。若这些微量元素缺乏，也会造成精液不液化。

（3）前列腺缺如：部分患者前列腺先天缺如，精液中缺少前列腺液及前列腺分泌的蛋白分解酶、纤溶蛋白酶，导致精液液化发生障碍，出现精液不液化。

（4）精索静脉曲张：精索静脉曲张可引起睾丸内分泌功能失调，睾酮分泌减少，导致前列腺分泌功能降低，液化因子减少，从而精液不液化。

3. 诊断要点

（1）病史：询问是否有合并泌尿生殖系统感染，如慢性前列腺炎、精囊炎、睾丸炎等；是否有生殖器发育异常，如睾丸发育不良；是否有隐睾、精索静脉曲张等疾病。

（2）临床表现：精液比较黏稠，内有凝块或呈现胶冻的状态，可出现片状、块状和团状，在室温25℃下，体外1个小时以上不发生液化。由于精液黏稠度高，有时可出现射精费力和射精疼痛，有的还兼有滴白或血精。

（3）体格检查：检查外生殖器有无畸形；睾丸有无结节、肿块、发育不良，是否有触痛，有无隐睾；是否有精索静脉曲张；直肠指检，检查前列腺质地、大小。

（4）辅助检查

①精液常规：离体精液在室温25℃下，60分钟以上仍不液化。

②精液生化检查：包括果糖、酸性磷酸酶、柠檬酸、蛋白质、微量元素、乳酸脱氢酶等。

③精液微量元素检查：包括锌、铜、铁、镁等含量。

④内分泌激素水平检查：尤其是性激素水平是否正常。包括总睾酮、游离睾酮、双氢睾酮、性激素、结合蛋白等。

⑤彩超检查：检查前列腺、精囊、睾丸、精索静脉等是否病变，有助于判断精液不液化症的病因。

4. 治疗

（1）一般治疗：保持健康生活习惯，放松心态，锻炼身体，避免生殖系统感染。

（2）抗生素：适用于同时合并前列腺炎者，可选用喹诺酮类等脂溶性较好的抗生素。

（3）蛋白锌制剂：适用于锌缺乏所致精液不液化患者。

（4）睾酮或绒毛膜促性腺激素：适用于雄激素缺乏或明显减少的患者。

（5）外用药物：常见的有 α-淀粉酶、糜蛋白酶、四丁酚醛溶解剂等，于性交前 5～10 分钟置于阴道内，可促使精液液化。

5. 预防与调护

（1）注意个人卫生，预防生殖泌尿系感染，特别是前列腺炎、精囊腺炎等。

（2）补充微量元素，改善锌、镁等元素缺乏情况。

（3）治疗精索静脉曲张，改善睾丸血供，提高睾丸内分泌功能。

（4）戒烟戒酒，劳逸结合，注意锻炼，增强体质。

（二）中医学的认识与治疗

本病属中医"淋浊""精寒""精热""精滞""精凝""精稠"等范畴。中医学认为，精液属阴津之类，与肾的气化功能有直接的关系。《黄帝内经》中云："阳化气，阴成形。"精液的正常液化，有赖于阳气的气化，而阳气的气化，又依赖于阴阳的协调。肾为全身阴阳的根本，肾阳不足、肾阴亏虚、阴阳失调为本病的关键病机。病因病机概括如下。

1. 禀赋薄弱 先天禀赋不足，或大病久病，戕伐肾阳，或后天失养，脾运失健，湿浊不化，或居住地潮湿、寒湿，水湿之邪内侵，损伤阳气，精宫虚寒，阳不化气行水，导致精液不液化。

2. 久病劳累 素体阴虚，或房事过度，或劳心太甚，或五志化火，皆可损耗肾阴，阴虚火旺，灼烁津液，则精液黏稠难化。

3. 饮食不节 平素嗜食辛辣、醇甘厚腻，湿热内蕴，或外感湿浊，皆可熏灼津液，精浊不分，使精液黏稠不化。

4. 跌仆外伤 跌仆损伤，或久病入络，或素有痰湿，排精时强忍不泄，败精浊瘀阻窍，气机阻滞，致精液不液化。

本病的病机为肾阴阳失调，或湿热蕴结，阻遏气机，导致气化失常，而出现精液不液化。主要病位在肾，和脾、肝关系密切。辨证宜分清寒热虚实，肾阳不足为虚寒证；寒邪直中，或寒凝血瘀者属实寒证；肾阴亏损，阴虚内热为虚热证；湿热下注为实热证；脾肾两虚或气血亏虚，气化无力，运化失常，水湿内停，痰浊凝聚为虚中夹实证。

治疗关键在于扶正祛邪，使肾阴阳平衡，恢复其气化功能。扶正包括温肾阳、滋肾阴、补气血等；祛邪又包括分利水湿、清利湿热、化痰祛浊和活血化瘀等；虚实夹杂者则需攻补兼施。

（三）合并用药

韩冰等在"还少胶囊为主治疗精液液化异常50例"中报道：研究按不平衡指数最小分配原则，随机分成治疗组和对照组。治疗组50例，对照组45例。治疗组年龄24～42岁，平均30.2岁；病史1.5～4.6年，平均2年。对照组23～43岁，平均31.5岁；病史1.3～4.5年，平均2年。治疗组口服还少胶囊每次3粒，每日2次；锌硒宝每次2片，每日1次；维生素C片0.5g，每日3次；维生素E 0.1g，每日3次。30天为1个疗程。对照组口服前列康片6片，每日3次；锌硒宝每次2片，每日1次；维生素C片0.5g，每日3次；维生素E 0.1g，每日3次。30天为1个疗程。结果显示，3个月后随液化时间的缩短，治疗组与对照组精子活动率和前向性运动精子均有不同程度改善，但治疗组与对照组比较，前向性运动精子的改善治疗组优于对照组，差异有显著性（$P < 0.05$）。3个月后治疗组治愈20例，有效23例，总有效率86.0%；对照组治愈7例，有效15例，总有效率48.8%，差异有显著性（$P < 0.05$）。

（四）小结

从中医角度讲，精液的液化，生理上既依赖于肾阳的气化，又依赖于肾阴的协调；病理上若阴虚火旺或阳虚不能化阴，均可导致精液黏稠。补肾益精，平衡阴阳可以促使精液液化。但调整阴阳易导致其呈过度状态，若过用滋阴泻火之品，可使精子活力下降；过用温肾壮阳之品，又可使精液稠厚不化。还少胶囊中肉苁蓉、巴戟天、杜仲、小茴香温肾助阳；熟地黄、枸杞子滋阴壮水，微调阴阳，缓以图功，可助精液的气化功能恢复。现代药理学研究显示，还少丹中的枸杞子、山茱萸、肉苁蓉均含有较丰富的锌，能促使精液液化，提高精子活动率。

五、还少胶囊治疗勃起功能障碍的临床研究

（一）现代医学对本病的认识与治疗

1. 基本概念　勃起功能障碍（erectile dysfunction，ED），俗称阳痿，是指阴茎持续不能达到和维持充分勃起，难以获得满意的性生活。ED是男性常见性功能障碍之一。研究显示，随着年龄的增长，ED的发病率逐渐增高，全球约有1.5亿男性受ED的困扰，预计到2025年全球ED患者将超过3.2亿。我国城市男性的ED总患病率为26.1%，而40岁以上男性ED的患病率为40.2%～73.1%。

2. 病因　勃起功能障碍通常根据病因可分为三类：心理性ED、器质性ED及混合性ED。其中器质性ED的比例已达到60%。

（1）心理性 ED：多因工作压力较大、夫妻感情不和、家庭矛盾或离异等因素而产生忧郁、焦虑、恐惧情绪，或因初次性交失败，思想压力过大，使大脑皮质对性兴奋抑制过强，而导致勃起功能障碍。

（2）器质性 ED

①血管性原因：正常的血管功能是阴茎生理性勃起的基础，因此，任何可能导致阴茎海绵体血流异常的疾病均可导致 ED，如冠心病、心肌梗死、动脉粥样硬化、高血压、海绵体静脉闭锁不全等。

②内分泌性原因：甲状腺功能亢进与减退、糖尿病、皮质醇增多症、肾上腺功能低下、高催乳素血症等内分泌疾病均与 ED 的发生关系密切。

③神经性原因：中枢、外周神经疾病或损伤均可导致 ED。比如帕金森病、脑卒中、脑炎、阿尔茨海默病、脊髓损伤等。

④阴茎本身疾病原因：阴茎解剖或结构异常可能导致 ED，如小阴茎、阴茎弯曲、严重包茎、包皮龟头炎等。

⑤药物性原因：如部分抗高血压药物、抗前列腺增生症药物、抗抑郁药、抗雌激素药等，可能会导致 ED。

（3）混合性 ED：ED 可由一种或多种疾病和其他因素引起，包括器质性原因和心理性原因同时存在。

3.诊断要点

（1）病史：询问 ED 的病程，严重程度，如何发病和进展情况，是间断还是持续发作，在什么情况下能会加重，勃起硬度、角度，能维持多长时间，有无夜间勃起或晨勃；同时追溯患者既往有无精神创伤，是否患过冠心病、糖尿病、脑卒中，以及其他慢性病如动脉粥样硬化、高血压、高脂血症、慢性前列腺炎、睾丸炎、附睾炎或精囊炎；有无施行过盆腔手术、绝育手术等，有无外伤史；追溯其既往用药史，有无手淫习惯、吸烟或酗酒等不良嗜好，家庭教育方式，与配偶的感情如何等。

（2）临床表现：男性有正常性欲，受到女方有效性刺激，阴茎不能勃起或勃起不坚，勃起时间短促，很快疲软，以致不能进行与完成性交，获得满意的性生活，并持续 6 个月以上。本病须除外精神紧张或工作劳累引起暂时的性功能障碍。本病常伴有神疲乏力、腰膝酸软、畏寒肢冷，或失眠多梦、抑郁焦虑、胆怯多疑，或小便不畅、滴沥不尽等症。

（3）体格检查：应突出乳房、神经系统、睾丸及外生殖器方面的检查。注意患者的第二性征发育情况，如有无睾丸、睾丸的大小和质地；阴茎有无畸形、包茎、龟头炎、包皮炎；有无男性乳房发育和乳头分泌；注意肛门括约肌的张力，以了解球海绵体反射是否正常；注意下肢有无感觉减退、运动障碍、异常深腱反射或异常巴宾斯基反射，以排除任何明显的神经异常；是否做过包皮手术；观察尿道外口的位置，仔细触摸阴茎海绵体有无硬结或阴茎弯曲等。

（4）辅助检查：尿液常规、性激素检查；夜间阴茎勃起试验（NPT）；阴茎多普勒超声、阴茎动脉测压、阴茎海绵体内注射试验（ICI）、阴茎海绵体造影等检查，确定有无阴茎血流障碍。此外，还需要查肝肾功能、血糖、甲状腺功能以排除相关疾病。

4. 治疗

（1）5型磷酸二酯酶（PDE$_5$）抑制剂：PDE$_5$抑制剂使用方便、安全、有效，易被多数患者接受，目前作为治疗 ED 的首选疗法。常用的 PDE$_5$ 抑制剂包括西地那非（万艾克）、伐地那非（艾力达）和他达拉非（希爱力）。这 3 种 PDE$_5$ 抑制剂药理作用机制相同，口服后有足够性刺激才能增强勃起功能，治疗 ED 患者总体有效率在 80% 左右。

（2）雄激素：各种原因所致的原发性或继发性性腺功能减退症患者往往合并ED，对此类患者给予雄激素治疗除可增强性欲，亦可改善勃起功能。常用药物有十一酸睾酮胶丸、注射剂和贴剂等。

（3）非药物治疗

①海绵体内注射：对于口服药物治疗无效的 ED 患者，可以采用海绵体内注射疗法，其有效率高达 85%。常用的注射药物有前列地尔、罂粟碱、酚妥拉明等。

②真空勃起装置：真空装置通过负压将血液吸入阴茎海绵体中，然后在阴茎根部套入缩窄环阻止血液回流以维持勃起。该方法适用于 PDE$_5$ 抑制剂治疗无效，或不能耐受药物治疗的患者，尤其适用于偶尔有性生活的老年患者。不良反应包括阴茎疼痛、麻木、射精延迟等。

③阴茎静脉漏手术：通过阴茎静脉漏手术治疗静脉闭塞功能障碍性 ED 的血流动力学基本明确。但是目前，对于静脉闭塞功能障碍性 ED，没有明确的标准化诊断程序，随机对照的临床研究结果并不充分，其手术的有效性尚待验证。

④阴茎动脉重建术：血管性 ED 的手术治疗已经有 30 多年的历史，手术方式多种多样，但是由于选择标准、疗效评价并未统一，其效果尚存争议，而显微外科技术的应用也未实现标准化，仅作为可选择的方法之一。

⑤阴茎假体植入：适用于口服药物及其他治疗无效，或不能接受、不能耐受已有治疗方法的患者。

5. 预防与调护

（1）了解性常识，青春期前进行两性科学知识教育；夫妻之间应互相尊重，坦诚交流，相互沟通，练习性技巧，探索变换性交体位、时间、方式。

（2）由于患者疾病部位特殊，同时担心阴茎异常勃起引起性功能障碍等，患者常产生害羞、焦虑、忧郁等不良心理，应注意及时排解抑郁、焦虑情绪，不可郁怒伤肝。

（3）饮食有节，多吃坚果和绿色蔬菜，少食醇酒肥甘厚味，避免湿热内生；按时作息，劳逸结合，积极参加户外活动和体育锻炼，增强体质；规律房事，避免长期分居、异地，也不可过度频繁地性刺激；戒除烟酒，避免过量饮酒及醉酒后同房。

（4）积极治疗原发疾病，如糖尿病、高血压、高脂血症、动脉粥样硬化等。

（5）避免自行服用、滥用补肾壮阳之品，以免加重病情；同时应当合理使用对勃起功能产生影响的药物。

（二）中医学的认识与治疗

本病属于中医"阳痿""阴器不用""筋萎"范畴。病因病机概括如下。

1. 情志因素　多因所欲不遂，或悲伤过度，或郁怒，或多愁善感，或居家失和等因所致。肝主筋，阴器为宗筋之汇，若情志不遂，肝失疏泄条达，则宗筋所聚无能；或肝脉不畅，则宗筋失养，以致阳事不兴。

2. 饮食不当　过食肥甘厚味，偏嗜辛辣炙煿，或长期酗酒，酿生湿热，下注宗筋，而致阳痿。

3. 房劳过度　多因房事不节、恣情纵欲，或频繁自慰、戕伐过度，致肾精日渐亏耗，阴阳俱损；或因素体禀弱、元阳不足，或过早婚育，以致命门火衰，精气虚冷，阳事渐衰，引起阳事不举，终成阳痿。

4. 跌仆损伤　阴部外伤史，或久病生瘀，或年老体弱、气虚血行不畅，导致阴茎气血瘀阻，或伤及经脉导致络脉不通，宗筋失于充养，渐致萎弱废用。

5. 心脾受损　多因劳倦、思虑过度，或因素体禀赋虚弱，久病体虚或病后失养，损及心脾，以致气血两虚，宗筋日渐萎弱，终至阳痿。

中医对本病的认识，古代医家论治多责之于肾虚，认为肾虚在阳痿的发病中起重要作用，辨证多为肾阳虚衰，常用补肾壮阳之法治之。如"肾开窍于阴，若劳伤于肾，肾虚不能荣于阴器，故萎弱也"（《诸病源候论·虚劳阴萎候》）；"凡男子阳痿不起，多由命门火衰，精气虚冷，或以七情劳倦，损伤生阳之气，多致此证"（《景岳全书·阳痿》）。但随着中医对阳痿病因病机的深入研究，多数医家认为在当代社会环境条件下，房劳伤肾已不再是阳痿发病的主要原因，很多人由于生活和工作压力较大，容易产生抑郁、焦虑等不良情绪，日久导致肝失疏泄；或过食辛辣肥甘厚腻，伤及脾胃，内生痰浊、湿热、瘀血等病理产物。

因此，阳痿的发病部位主要在心、肝、肾、脾四脏，病机为以肝郁、血瘀、湿热、肾虚为主的病理变化，四者有机联系，互为因果，共同作用。本病有虚实之分，肝郁气滞、湿热下注、痰浊阻络者属实证；肾阳亏虚，命门火衰，心脾气血两虚则属虚证，但无论虚实均应考虑瘀血阻络这一病因，以活血化瘀，通络起痿为基本治则。

另外，临床可按不同发病年龄的不同临床特点治疗。青壮年男性多见肝郁血瘀，本质上肾虚不明显，但常因偶然状态不佳或新婚过度紧张，以致勃起功能未达到理想程度而出现较重的抑郁、焦虑情绪，以疏肝解郁活血之法治疗；中年男性多见湿热瘀血，因嗜酒无度，喜食肥甘，临房痿而不举，举而不坚，并有局部湿热明显，伴有排尿不适，灼热疼痛等症，常以清热利湿活血之法治疗；中老年男性多见肝肾亏虚，不能濡养宗筋，性欲下降，同房频率减少，临房痿而难举，举而不坚，常伴有乏力、尿频、筋骨痿软、腰膝酸痛、舌质暗淡等症状，常以补肾助阳、活血化瘀之品为主治疗此类阳痿。

（三）临床报道

耿强等在"还少胶囊治疗脾肾两虚型勃起功能障碍的多中心临床疗效观察"中报道：研究采用随机、开放、多中心、阳性药物对照的临床研究方法，选取 248 例脾肾两虚型 ED 患者，随机数字表法分为治疗组和对照组各 124 例，治疗组给予患者口服还少胶囊，3 粒 / 次，3 次 / 日；对照组给予口服五子衍宗丸，每次 6g，2 次 / 日；治疗 4 周。分别记录基线期，治疗 2、4 周后患者 IIEF-5 评分，中医证候评分以及肝肾功能。结果显示，240 例符合 ED 诊断标准的患者完成临床观察，以 IIEF-5 评分作为疗效评判指标，治疗总有效率治疗组优于对照组（76.6%vs 67.8%）。以中医证候评分评判，治疗组证候积分减少≥ 95% 的 14 例（11.7%），减少≥ 70% 的 97 例（80.8%），减少≥ 30% 的 9 例（7.5%）；对照组证候积分减少≥ 95% 的 7 例（5.8%），减少≥ 70% 的 84 例（70.0%），减少≥ 30% 的 29 例（24.2%），治疗组在中医证候评分改善方面优于对照组。治疗组在基线期、治疗 2、4 周后 IIEF-5 评分分别为（13.04±4.02）分、（15.95±3.22）分、（20.06＋2.17）分；中医证候评分分别为（16.64±5.26）分、（10.08±4.89）分、（3.05±2.18）分，经过 4 周治疗后，治疗组较对照组在 IIEF-5 评分及中医证候评分均有显著改善（$P < 0.05$）。两组患者治疗前后尿、血常规以及肝、肾功能检查均未发现异常，也无明显的不良反应事

件。说明还少胶囊能明显提高脾肾两虚型 ED 患者 IIEF-5 评分，改善临床症状，安全有效，值得临床推广应用。

叶坪等在"针刺联合还少胶囊治疗勃起功能障碍疗效观察"中报道：选取 2014 年 2 月至 2016 年 2 月于重庆市万州区第五人民医院就诊的 40 例勃起功能障碍患者随机分为对照组和治疗组各 20 例。对照组用还少胶囊治疗，治疗组用针刺联合还少胶囊治疗。结果显示，总有效率对照组 80.0%，治疗组 95.0%，两组比较差异有统计学意义（$P < 0.05$）；治疗后治疗组 IIEF-5 评分改善优于对照组（$P < 0.05$）。说明针刺联合还少胶囊治疗勃起功能障碍疗效好。

（四）合并用药

王帅等在"还少胶囊联合十一酸睾酮软胶囊治疗男性勃起功能障碍临床疗效观察"中报道：选取 2015 年 1 月至 2016 年 12 月于贵州中医药大学第二附属医院泌尿外科门诊就诊男性勃起功能障碍（ED）患者 60 例，按 IIEF-5 评分为轻度、中度、重度三个层次的患者，随机再分为治疗组（轻度 7 例，中度 18 例，重度 5 例）和对照组（轻度 9 例，中度 15 例，重度 6 例）各 30 例，分别接受还少胶囊联合十一酸睾酮软胶囊和十一酸睾酮软胶囊单药治疗，以 IIEF-5 评分评价治疗 4 周后两组的疗效及组间差异。结果显示，患者 IIEF-5 评分均有所提升，且治疗组轻、中度患者 IIEF-5 评分相比对照组改善较为显著（$P < 0.05$），但重度患者组间差异无统计学意义（$P > 0.05$），治疗组总体疗效优于对照组，差异有统计学意义（$P < 0.05$）。说明还少胶囊联合十一酸睾酮软胶囊治疗男性勃起功能障碍疗效优于十一酸睾酮软胶囊。

孙志兴等在"还少胶囊加枸橼酸西地那非治疗中老年勃起功能障碍疗效观察"中报道：随机开放 70 例受试者在 2 周筛选期后进入 8 周的治疗期，A 组还少胶囊加枸橼酸西地那非，还少胶囊每日 2 次，每次 10g，枸橼酸西地那非 8 周内至少服用 8 次；B 组单用枸橼酸西地那非。结果显示，还少胶囊加枸橼酸西地那非联合使用后能明显提高性交满足感、性高潮、性欲，两组间差异有统计学意义。但并不提高患者的勃起情况和性生活总体满足感。服药后无严重不良事件发生。说明对于中老年的勃起功能障碍（ED）患者，使用还少胶囊加枸橼酸西地那非治疗是有价值的。

（五）小结

临证遇阳痿时，应根据病因、症状分清虚实。中医学认为，在中老年 ED 患者中，肾精亏虚、命门火衰是阳痿的常见病机。对于肾虚所致之阳痿，还少胶囊治之效验。方中肉苁蓉、杜仲、牛膝、巴戟天、小茴香具有温补肾阳之功效，"善补阳者，必阴中求阳"，又以熟地黄、枸杞子、楮实子、五味子、山药、山茱萸滋补肾阴，使阳得阴助而生化无穷，故全方温暖肾阳而治疗阳痿。

六、还少胶囊治疗早泄的临床研究

（一）现代医学对本病的认识与治疗

1. 基本概念　早泄（Premature ejaculation，PE）是指性生活时过早射精而影响性生活正常进行或导致性生活不满意的病证。早泄是常见的男性性功能障碍性疾病，患病率为 20% ～ 30%。早泄的定义有许多种，尚无统一标准。2008 年，国际性医学学会对早泄进行了首个循证医学定义，即"早泄是一种男性性功能障碍，其特征是：总是或几乎总是在进入阴道之前或进入阴道后约 1 分钟内射精，不能在全部或几乎全部进入阴道后延迟射精，并由此产生消极的个人结果，如苦恼、忧虑、挫折感或避免性活动等"。

早泄一般可分为以下几种类型。

（1）原发性早泄：也称为终身性早泄，特点是：第一次性交即出现；对性伴侣，没有选择性；每次性交，总是或几乎总是在阴茎进入阴道之前或在进入阴道后大约 1 分钟内射精。

（2）继发性早泄：也称为获得性早泄，有明确的生理或心理病因。特点是：发生过早射精前射精时间正常；过早射精发生在一个明确的时间；可能是逐渐出现或者突然出现；常继发于泌尿外科疾病、甲状腺疾病或者心理疾病等。

（3）境遇性早泄：也称为自然变异性早泄，这种早泄不一定都是病理过程。特点是：过早射精不是持续发生，发生时间没有规律；在将要射精时，控制射精的能力降低，但有时正常，这点不是诊断的必要条件。

（4）主观性早泄：此类患者射精潜伏时间一般在正常范围，患者主观上认为自己早泄，此类早泄不能算是真正的病理过程，通常隐藏着心理障碍或者与性伴侣的关系问题。特点是：主观认为自己持续或者非持续射精过快；患者因想象自己过早射精或者不能控制射精产生焦虑情绪；实际插入阴道射精潜伏时间正常或者高于正常；在将要射精时，控制射精的能力降低；用其他精神障碍不能解释患者的焦虑。

2. 病因

（1）精神心理因素：在精神心理因素中，其主要的表现形式是焦虑，它是几乎所有性功能障碍的共同特征。焦虑可以掩盖或妨碍患者对射精即将来临的感知。早泄患者的潜在焦虑常常导致其时间概念上的偏差，这自然会影响其性表现能力。心理因素可能维持或强化早泄的发生。

（2）神经生物学因素：包括阴茎头的高度敏感性、较快的射精反射和中枢 5-羟色胺（5-HT）受体的易感性。神经病理学研究发现，早泄患者的阴茎感觉，特别是阴茎龟头的感觉比正常人过于敏感，早泄患者的阴茎背神经兴奋性较正常人高，特别是阴茎龟头的感觉神经兴奋性过高，以至在性交时对刺激产生的兴奋性过高而诱发早泄。

（3）生殖器及前列腺疾病：包皮炎、阴茎龟头炎、前列腺炎、精囊腺炎和尿道炎等疾病可影响射精功能；以及多发性硬化症、脊髓肿瘤、癫痫、颅内肿瘤、脑血管意外等神经系统的疾病，由于对皮质及射精中枢的刺激，均可造成射精失控而发生早泄。

（4）遗传学因素：早泄可能与遗传因素有关。有研究表明，多巴胺转运蛋白基因（DAT-1）的串联重复与引导内射精潜伏期调节具有关联性。具有较长串联重复基因的男性可以转录产生较多的转运蛋白，从而导致下游的突触多巴胺活性降低，这与早泄症状的产生具有相关性。

3. 诊断要点

（1）病史：询问一般疾病史、心理疾病史和性生活史，应关注阴道内射精潜伏期、性刺激程度、对性生活和生活质量的影响，以及药物使用或滥用情况。

（2）临床表现：目前的早泄诊断主要依靠患者主诉，另外应该考虑到射精潜伏期长短和双方性生活满意度、性行为状况。患者具有正常的勃起功能，原发性早泄患者在阴茎进入阴道之前或进入阴道后约 1 分钟内射精；继发性早泄患者约 3 分钟内射精，且患者无法控制射精时间，即对射精失去控制能力，在感知射精即将来临后，无法抑制自我射精。患者在早泄后会产生自身消极的影响，如苦恼、忧虑、挫折感或避免性生活等。

（3）体格检查：包括生殖、血管、内分泌和神经系统，以筛查与早泄或其他性功能障碍相关的基础疾病，如内分泌疾病、自主神经病、Peyronie 病（阴茎硬结症）、尿道炎、慢性前列腺炎等。

（4）辅助检查：包括阴茎生物感觉阈值测定、阴茎背神经躯体感觉诱发电位、球海绵体反射潜伏期测定法、交感神经皮肤反应试验；为排除慢性前列腺炎、甲状腺疾病，也可进行甲状腺功能检查、彩超检查等；常用"早泄诊断工具（PEDT）"和"早泄指数量表（IPE）"两种评分量表，协助诊断早泄及判断早泄程度；此外，患者及配偶性心理及相关心理疾病评估也非常重要。

4. 治疗

（1）选择性 5-羟色胺再摄取抑制剂（Selective Serotonin Reuptake Inhibitors，

SSRIs）：神经药理学研究发现神经递质5羟色胺（5-HT，serotonin）也参与射精的控制，抑制5-HT的再吸收可延迟男性射精冲动。目前SSRIs已成为治疗早泄的首选药物，临床常用的SSRIs包括达泊西汀、舍曲林、帕罗西汀、氟西汀、西酞普兰、氟伏沙明等。

（2）局部麻醉药物：局部麻醉药物可降低阴茎敏感性，延长射精潜伏期，而且不会对射精感觉造成影响，从而用于早泄的治疗。常用的局部麻醉药物有利多卡因-丙胺卡因霜。

（3）5型磷酸二酯酶（PDE_5）抑制剂：最近的几项研究表明PDE_5抑制剂治疗PE有效，其确切机制尚不清楚。有文献报道可能由于PDE_5抑制剂抑制射精管、输精管、精囊、后尿道平滑肌上的PDE_5活性，从而使平滑肌舒张，射精潜伏期延长。常用的药物有西地那非等。

（4）手术治疗：基于目前报道的手术治疗早泄的临床研究均为单中心、小样本的非随机对照研究，缺乏大样本循证医学证据和长期随访资料，而且阴茎背神经切断手术可能导致阴茎感觉减退、疼痛、勃起功能下降甚至丧失，其风险远大于收益。因此，建议慎重采用，不推荐手术治疗。

（5）行为疗法

①"停-动"法：性伴侣在男性即将射精时停止刺激，男性此时可将注意力转移，4～5秒后再次进行性刺激，即"刺激-停止-再刺激"的形式。反复训练可以提高射精刺激阈值，加强抑制射精的能力，延长射精潜伏期。

②"挤捏"法：具体方法是女方用拇指放在阴茎的系带处，食指与中指放在冠状沟缘下方，当快要射精时，女方挤捏压迫阴茎头，直到射精冲动消失。

③性交前手淫：手淫射精后阴茎敏感性降低，不应期过后射精潜伏期明显延长。

5. 预防与调护

（1）夫妻之间应关心体贴，学习一定性生理知识。

（2）规律性生活，房事选择安静、舒适的环境，避免在疲劳、情绪不佳等不良状态下进行。

（3）对于偶尔出现的早泄，男性不应过分紧张与焦虑，女性不应责备与讥讽，而应给予更多的爱抚与体贴。

（4）平时劳逸结合，注意锻炼身体，增强体质。

（二）中医学的认识与治疗

早泄为中医、西医通用病名，中医又称为"鸡精"。中医对早泄的认识较早，如《秘本种子金丹》中载有："男子玉茎包皮柔嫩，少一挨，痒不可当，故每次交合，阳精已泄，阴精未流，名曰鸡精。"《沈氏尊生书》描述为"未交即泄，或乍交即泄"。病因病机概括如下。

1. 劳欲过度 素体阴虚或热病伤阴，或劳倦过度，或房事不节、恣情纵欲，则耗伤阴精，阴虚火旺，相火妄动，精室受灼，精关易开，而成早泄。

2. 情志失调 情志失调，肝气郁结，郁而化火，或外感湿热，或过食肥甘厚味，湿热内生，湿热之邪循肝经下注阴器，扰及精关，以致精关约束无权，精液失控，故初交则精泄。

3. 久病体虚 素体亏虚，年老体衰，或久病房劳，肾气亏虚，封藏失职，固摄无权，精关易开，故致早泄。

4. 饮食失节 忧思过度，伤心耗血，或饮食不节，损伤脾胃，心脾气虚，固涩无权，精关不固而致早泄。

中医学认为精液的封藏、施泄与肾、肝关系最为密切。精关约束无权、精液封藏失职是早泄的基本病机变化。早泄的治疗，当根据不同病机，采取虚则补之、实则泻之的治疗原则。属于湿热者重在清利，慎用补涩，中病即止，不可过剂，以防伤正。阴虚火旺者，既要滋阴，又要清虚火。阴阳两虚者，应阴阳双补。早泄日久、久病体虚、年老体衰者，以虚证为多，治疗当以补虚固精为主，使精关开合有度，精泄得控。另外，由于早泄多与精神心理因素有关，临床上应注意心理疏导，给予性生活指导。

（三）合并用药

姚佳沛等在"复方利多卡因乳膏联合还少胶囊治疗早泄临床研究"中报道：昆明医科大学第一附属医院男科 2008 年 2 月至 2008 年 11 月采用表面麻醉药物复方利多卡因乳膏配合还少胶囊治疗早泄（PE）患者 112 例。患者每次性生活前 10 ～ 15min 用复方利多卡因乳膏涂于阴茎头、系带、冠状沟部。涂擦形成一覆盖膜即可，无须过厚（具体用量视阴茎大小而定，一般每次 1.5 ～ 2.0g）。在性交前将药膏擦拭干净，以免引起女方阴道及外阴麻木。同时口服还少胶囊，5 粒 / 次，3 次 / 日。共治疗 3 个月。治疗后阴道内射精潜伏期（IELT）明显延长，CIPE-5 评分明显升高，SSEP 测定值较治疗前延长，而其诱发电位振幅降低，与治疗前相比，有统计学差异（$P < 0.05$），总满意率为 84.8%。

吴小伟等在"还少胶囊联合盐酸帕罗西汀治疗早泄临床观察"中报道：河南省南阳市中心医院将 94 例早泄（PE）患者随机分为治疗组和对照组各 47 例。两组均给予盐酸帕罗西汀治疗，治疗组加用还少胶囊治疗。评定治疗前、治疗 4 周后、停药 4 周后患者性生活满意度评分和配偶性生活满意度评分及 IELT。结果显示，治疗 4 周后，两组评分较治疗前均显著改善（$P < 0.05$），治疗组在停药 4 周后上述评分较治疗前均改善（$P < 0.05$）。说明还少胶囊联合帕罗西汀治疗早泄疗效较好。

（四）小结

早泄治疗宜分虚实，虚证多因肾气不固，封藏失职，精窍失约，致房事时精关不固，引起精窍开启过早。还少胶囊中肉苁蓉、巴戟天、小茴香补火助阳；熟地黄、枸杞子滋阴壮水；牛膝、杜仲、山茱萸、五味子补肾固精，使精泄得控。

七、还少胶囊治疗性欲减退的临床研究

（一）现代医学对本病的认识与治疗

1. 基本概念　性欲减退又称性欲低下，是指成人持续存在性兴趣和性活动降低甚至丧失的状态。临床表现为患者性行为表达水平降低和性生活能力减弱，性欲受到不同程度地抑制，性活动不易启动，对配偶或者异性缺乏性的要求，以及缺乏性思考、性幻想。

2. 病因

（1）精神心理因素：精神心理状态的不佳或社会、人际、环境关系的不和谐，是引起性欲低下的常见因素，其余因素多与伴侣之间的感情、不良情绪、不良嗜好、药物、年龄、健康状况和居住环境等有关。

（2）器质性因素：患有慢性疾病，如慢性活动性肝炎、肝硬化、慢性肾功能衰竭、慢性充血性心力衰竭、卡尔曼综合征、甲状腺功能亢进症、垂体疾病；长期使用或大剂量使用某些药物可使性欲减退，如抗高血压药胍乙啶、利舍平、氢氯噻嗪等，抗精神病药物奋乃静、苯妥英钠等，抗组织胺类药物，抗雄激素药物，雌性激素等；其他药物如西咪替丁、奥美拉唑、长春新碱等均可引起性欲低下。

3. 诊断要点

（1）病史：询问性生活史、既往病史、外伤史、手术史、药物使用情况，是否有饮酒、毒品摄入等。

（2）临床表现：对一切性表达方式和性行为不感兴趣；缺乏性幻想；缺乏主动性要求；几乎没有性冲动。患者持续或反复地存在性欲减退的症状，至少 6 个月，可能会伴有生活困扰、人际交往苦恼等。

（3）体格检查：外生殖器检查、精液常规检查、勃起功能检查，以明确是否存在生殖器官畸形、性传播疾病以及其他男性性功能障碍等可能导致性欲减退的病因。

（4）辅助检查：主要为内分泌检查，包括睾丸激素、雌二醇、孕酮、促甲状腺激素等。

4. 治疗 性欲减退的病因往往不是单一的，因此需要全面分析，采取个体化、综合治疗措施。目前，针对该病的治疗包括心理疗法和药物治疗。

（1）心理疗法：包括认知疗法、行为疗法、精神分析治疗、家庭治疗、婚姻治疗等。通过医生与患者建立良好的人际关系与医患关系，使患者得到指导与帮助，获得性教育。

（2）药物治疗

①激素治疗：可使用睾酮替代疗法，适用于各年龄阶段的男性性欲减退。

②抗抑郁药物治疗：研究表明曲唑酮治疗由一定效果，但不良反应较大。

5. 预防与调护

（1）夫妻之间应关心体贴，一方患该病，另一方要给予鼓励和安慰，努力建立起和谐的夫妻性关系。

（2）学习性知识，夫妻性生活中交流彼此感觉，改善性体验。

（3）保持身心健康，规律作息，适当锻炼，注意饮食调理。

（二）中医学的认识与治疗

本病属于中医"阴冷""性冷""阳气萎弱"等范畴，与肾、心、肝、脾等脏腑关系密切。肾气充盛，阴阳调和，肾主生殖功能正常，则性欲正常，技巧得以施展；心主神明，七情六欲皆由心所主，心气充盛，气血充盈，则心主神明功能正常，情欲得以释放，性欲正常；肝藏血，主谋虑，主宗筋，肝主疏泄，情志顺畅，则阴器充盈，性欲旺盛；脾为后天之本，气血生化之源，气血充足，宗筋得以滋养，情欲自生。病因概括如下。

1. 命门火衰 先天禀赋不足，或房劳过度，损伤肾气，或过服苦寒，肾阳受损，或久病体弱等，均可致命门火衰，性欲低下。

2. 心脾两虚 思虑过度，或久病不愈，或后天失养等，耗伤阴血致脾胃损伤，化源不足，肾气不充而致性欲减退。

3. 心虚胆怯 素体虚弱，胆怯易惊，或暴受惊吓，心胆气虚，进而畏惧房事，性欲丧失。

4. 肝气郁结 夫妻感情不和，或情志抑郁，或所愿不遂等，致肝气不舒，宗筋气血运行不畅，而性欲低下。

5. 痰湿内阻 素体肥胖，嗜食肥甘厚味，痰湿内生，蕴久化热，下注宗筋，气机不达，命门之火被遏，而致性欲减退。

因此，肾、心、肝、脾四脏无论何脏损伤，均可引发性欲减退。本病以虚为主，故临床以补虚为主要治疗原则。对于命门火衰型患者，应补肾壮阳，使肾元充足，命门之火充盛，则性欲唤起；对于肾阴亏损型患者，应滋阴填精，补肾益髓，阴精充足，阴阳调和，则性欲唤起；对于心肾不交型患者，应交通心肾，滋阴降火，引火归元，则引动情欲之念；对于肝郁不舒型患者，则应调理气机，疏肝解郁，宗筋气血通畅，性欲得以唤起。

（三）临床报道

沈鹤军等在"太极拳锻炼联合还少胶囊对心理性勃起功能障碍患者勃起功能及性激素水平的影响"中报道：选取夜间阴茎勃起（NPT）监测属于心理性勃起功能障碍（ED）患者53例，随机分为对照组（还少胶囊）26例和试验组（还少胶囊＋太极拳运动）27例。连续治疗3个月。结果显示，与治疗前比较，两组性激素水平均有显著改善（$P < 0.01$）；治疗后试验组血清睾酮（T）水平高于对照组（$P < 0.01$）。与治疗前比较，两组轻度、中度、重度障碍型治疗后IIEF评分、SEAR评分明显升高（$P < 0.05$）；试验组轻度、中度、重度障碍型IIEF治疗前后评分差值均高于对照组（$P < 0.05$）。试验组中度、重度障碍型治疗前后SEAR评分差值显著高于对照组（$P < 0.05$）。说明心理性ED患者服用还少胶囊联合太极拳锻炼可改善勃起功能、性激素水平及心理和人际关系。

曹鑫在"复方玄驹胶囊治疗肾阳虚型男性性欲低下的疗效观察"中报道：选取2013年10月至2014年4月广州中医药大学第一附属医院泌尿外科和男科门诊符合纳入标准的男性性欲低下病例62例，随机按照比例1：1分为治疗组和阳性药物平行对照组。治疗组口服复方玄驹胶囊（浙江施强制药有限公司生产），一次3粒，一日3次。阳性药物平行对照组口服还少胶囊（重庆三峡云海药业股份有限公司），一次5粒，一日3次。入组治疗开始前、治疗1个月以及2个月治疗结束时，分别进行观察指标的评定。结果显示，复方玄驹胶囊与还少胶囊均能在治疗肾阳虚型男性性欲低下过程中改善腰膝酸软、性欲减退症状，两者比较无明显差异；复方玄驹胶囊可改善畏寒肢冷症状，还少胶囊改善畏寒肢冷症状的效果不明显，两者比较具有明显差异；复方玄驹胶囊与还少胶囊均可有效改善性功能减退情况，两者无明显差异；复方玄驹胶囊与还少胶囊治疗轻度阴茎勃起功能障碍有效率较低，治疗早泄效果不明显，两者比较无明显差异。说明还少胶囊具有补肾阳的作用。

（四）小结

性欲减退的发生与肾、心、脾、肝有关，脏腑相互关联，一脏有病可及他脏，因此，本病在临床上常见诸脏合病，治疗宜温补肾阳、调养心脾、疏肝解郁并用。

还少胶囊中肉苁蓉、杜仲、牛膝、巴戟天温补肾阳，熟地黄、山茱萸、枸杞子、楮实子、五味子滋阴补肾、填精益髓，山药、茯苓健脾养血，远志、石菖蒲宁心安神，小茴香疏肝理气，多脏同治，方能取效。

八、还少胶囊治疗慢性前列腺炎的临床研究

（一）现代医学对本病的认识与治疗

1. 基本概念　慢性前列腺炎指各种病因引起前列腺组织的一系列慢性炎症，包括慢性细菌性前列腺炎和非细菌性前列腺炎两部分，其中以慢性非细菌性前列腺炎最为多见，占 90% ～ 95%。

2. 病因

（1）慢性细菌性前列腺炎：致病因素主要为病原体感染，以尿道逆行感染为主。

（2）慢性非细菌性前列腺炎：发病机制未明，病因学十分复杂，多数学者认为，主要病因可能是病原体感染、排尿功能障碍、精神心理因素、神经内分泌因素、免疫反应异常等共同作用的结果。

3. 诊断要点

（1）病史：详细询问病史，了解发病原因或诱因；询问疼痛性质、特点、部位、程度和排尿异常等症状；了解治疗经过和复发情况；评价疾病对生活质量的影响；了解既往史、个人史和性生活情况。

（2）临床表现：慢性细菌性前列腺炎表现为反复发作的下尿路感染。慢性非细菌性前列腺炎主要表现为骨盆区域疼痛，疼痛可见于会阴、阴茎、肛周部、尿道、耻骨部或腰骶部等部位；排尿异常可表现为尿急、尿频、尿痛和夜尿增多等；由于慢性疼痛久治不愈，患者生活质量下降，并可能伴有性功能障碍、焦虑、抑郁、失眠、记忆力下降等。

（3）体格检查：检查患者下腹部、腰骶部、会阴部、阴茎、尿道外口、睾丸、附睾和精索等有无异常，有助于进行诊断和鉴别诊断。直肠指检可了解前列腺大小、质地、有无结节、有无压痛及其范围与程度，盆底肌肉的紧张度、盆壁有无压痛，按摩前列腺获得前列腺液。

（4）辅助检查

①前列腺液检查：主要观察前列腺液中白细胞和卵磷脂小体数量。正常的前列腺液外观为乳白色稀薄液体，内含卵磷脂小体 ≥ +++/HP、白细胞数 < 10 个 / 高倍镜视野、无或偶见红细胞、无脓细胞。当前列腺液内卵磷脂小体减少、白细胞数 ≥ 10

个 / 高倍镜视野时，提示前列腺存在炎症。但目前多将此检查作为辅助诊断之一，而非金标准。

②尿常规及尿沉渣检查：该项检查是排除其他疾病的辅助方法。

③病原学检测：目前对前列腺炎的病原学检查多采用"四杯法"或"二杯法"，是鉴别细菌性和非细菌性的常用方法，对前列腺炎临床用药有一定的指导意义。

④超声检查：可见前列腺回声不均匀、钙化、结石等。另外，尿动力学、膀胱镜、CT、MRI 等均可作为前列腺炎的辅助诊断手段。

4. 治疗

（1）抗生素治疗：能够杀灭或抑制细菌的繁殖，达到控制感染和炎症的目的。目前临床推荐使用的药物有喹诺酮类（如左氧氟沙星）和四环素类（如多西环素）。试用 2 周，如症状减轻则继续使用 2 ～ 4 周，如无效应则立即停药。

（2）非甾体抗炎药：使用此类药物的目的主要是缓解疼痛和不适，目前认为塞来昔布具有一定疗效，不良反应有消化不良、腹痛等。

（3）α - 受体阻滞剂：能够松弛膀胱颈、后尿道肌肉，改善排尿功能，常用的 α - 受体阻滞剂有特拉唑嗪、多沙唑嗪、阿夫唑嗪和坦索罗辛等，但是该类药物可导致眩晕和直立性低血压等不良反应。

5. 预防与调护

（1）忌酒，忌过食肥甘厚腻及辛辣食物。

（2）养成良好、规律的生活习惯，加强锻炼，劳逸结合，不要憋尿、久坐或骑车时间过长。

（3）性生活规律。

（4）注意前列腺部位保暖。

（5）前列腺按摩时用力不宜过大，按摩时间不宜过长，也不宜过于频繁，以每周 1 次为宜。

（6）调节情志，保持乐观情绪，树立战胜疾病的信心。

（二）中医学的认识与治疗

本病属于中医的"精浊""癃闭""淋证""白浊"等范畴。初起以实证居多，日久以虚证居多，病因病机错综复杂，概括如下。

1. 饮食不节　嗜食辛辣膏粱厚味，或烟酒太过，致脾胃运化失常，酿生湿热，湿热下注而致本病。

2. 房事不洁　性生活不洁，或婚外不洁性生活史，湿毒之邪内侵精室而为病。

3. 忍精不泄　青壮年相火妄动，所愿不遂而又担心失精伤身，常手淫忍精不泄，腺液排泄不畅，湿浊留滞，复遇下阴不洁，如包皮过长，污垢不清等，毒邪内侵与湿浊相搏。

4.它病不愈 急性细菌性前列腺炎不愈转为慢性，或慢性尿道炎、膀胱炎、肾盂肾炎等湿热之邪流注精室。

5.肾阴不足 素体阴虚，房事不节，或热病伤阴，或久病及肾，肾精亏虚，则水火失济，阴虚则火旺，相火妄动，而生内热，发为本病。

6.脾肾阳虚 禀赋不足，素体阳虚，或劳累过度，导致肾阳不足，或肾气亏虚，精室不藏；或素体脾虚，饮食劳倦，脾失健运，以致中气不足，正气虚损，乃发本病。

本病与肝、肾、膀胱等脏腑功能失常有关，病位主要在精室。湿热可致下焦膀胱气化不利，扰动精室，精与浊相混，而成精浊之证；湿热日久，伤阴耗气，伤及脾肾，肾气虚则湿愈难化，且精易下泄，虚实互结；湿热不得清利，相火不得疏泄，湿热之邪入于营血，血与之瘀结，致精道气血瘀滞。故湿热、瘀血、肾虚是本病的三大主因，总的病机是肾虚为本，湿热为标，瘀血为变。故以清利湿热、祛瘀排浊为治疗原则。尤其要注意，因为瘀血与本病的发生、演变密切相关，瘀血既是病理产物，又是致病因素，同时也是本病反复发作、缠绵难愈的主要原因，因此临床辨治应该以祛瘀通络作为一个基本治则。化瘀通络常用药物有王不留行、益母草、泽兰、桃仁、红花、赤芍、丹参、牡丹皮、乳香、没药、琥珀、水蛭等。此类药物味多辛苦，辛能行散，苦能疏泄，善走散通行，对疏通脉络有重要作用。

（三）临床报道

俞旭君等在"慢性前列腺炎中西医结合多学科诊疗指南"中报道：属于脾肾两虚的慢性前列腺炎，采用益气健脾、温补肾阳法。推荐的中成药药物为还少胶囊，口服，5粒/次，2～3次/日。

（四）小结

慢性前列腺炎在病变初期往往以湿热、气滞血瘀为主，病久则肾阴暗耗，可出现阴虚火旺证候，亦有火势衰微、肾阳不足之象。还少胶囊中熟地黄、山茱萸、枸杞子、五味子、楮实子滋阴补肾，肉苁蓉、巴戟天、小茴香、杜仲、牛膝温阳补肾，适用于日久肾虚所致的慢性前列腺炎。

九、还少胶囊治疗男性更年期综合征（雄性激素缺乏）的临床研究

（一）现代医学对本病的认识与治疗

1.基本概念 更年期是指人类从成熟过渡到衰老的过程，男性在更年期阶段睾丸功能退化，雄激素分泌减少，可出现体能下降、性欲降低、情绪波动剧烈、认知功能减退等系列临床表现，称之为男性更年期综合征，又称为"中老年男子部分雄激素缺乏综合征"。轻者可无明显感觉，重者可严重影响工作生活，甚至可引起多种其他系统疾病。

据国外研究报道，男性更年期一般发生与 50 ～ 65 岁年龄段，大约 40% 的中老年男性可能会出现不同程度的更年期症状和体征。

2. 病因

（1）雄激素水平下降：是本病的主要病因。健康男性自 30 岁以后就会出现血清睾酮水平逐渐降低。睾酮对全身各系统都有直接或间接的生理作用，睾酮缺乏将会导致骨骼、肌肉、脂肪、血液、心血管等组织器官、情绪和认知功能及性功能出现一系列病理生理学改变。

（2）雄激素受体异常：部分老年患者体内雄激素分泌水平正常，但感受雄激素的受体敏感性降低，从而导致雄激素无法正常发挥作用。

（3）过度肥胖：一方面，肥胖可导致男性雌激素水平增加，出现雄激素抵抗现象；另一方面，肥胖患者可伴有睡眠呼吸暂停综合征，睾丸组织缺氧导致睾酮分泌水平降低。

（4）其他因素：不良生活习惯、手术后、严重创伤、心肌梗死、慢性肾功能不全等疾病，均可导致雄激素分泌异常。

3. 诊断要点

（1）病史：男性更年期综合征患者多发生在 50 ～ 65 岁。患者以缓慢发病者较多，部分患者可急性发病。详细询问既往疾病史、心理和社会因素、生活方式等。

（2）临床表现

男性更年期症状复杂，常见的症状表现如下。

①精神神经系统症状：如情绪低落、焦虑忧郁，或多疑、沉闷欲哭，或精神紧张、喜怒无常、多疑善虑、捕风捉影、缺乏信任感，或意志消沉、易怒、失眠等。

②自主神经功能紊乱：主要有心悸怔忡、眩晕、耳鸣、易汗；或周身乏力，皮肤有蚁行感；或胃肠道症状，如脘腹胀满，大便时秘时泄；或神经衰弱，如失眠、多梦、易惊醒、记忆力减退、健忘、反应迟钝等。

③性功能方面：性欲减退、阳痿、早泄、遗精、性欲淡漠，体态改变，如全身肌肉开始松弛，皮下脂肪较前丰富，身体变胖。

（3）体格检查：患者可有肌肉萎缩，皮下脂肪增厚，头发变白，牙齿松动，有些患者可见乳房增大，双侧睾丸变软甚至变小。

（4）辅助检查

①激素水平测定：血浆睾酮测定低于正常男性水平。FSH（促卵泡激素）、LH（促黄体素）水平可高于正常。

②精液检查：精液量较少、精子质量较差、形状畸形，或可无精。

③生化检查：检查血常规、尿酸、肌酐、电解质、胆固醇、甘油三酯、肝酶等，帮助其鉴别诊断。

④症状评定量表：伊斯坦布尔 Bosphorus 心理科使用的症状量化评分表或其他 PADAM 问卷评分表。

4. 治疗

（1）对症治疗：根据患者症状对应处理，可给予止痛、镇静、安神等治疗。

（2）心理疏导：一种方法是自我疏导、自我排解，换一个角度去思考问题，并学会理解和宽容。另一种方法，是患者通过他人进行情绪释放，通过向家人朋友倾诉，进而表达内心的想法，或可前往心理咨询中心寻求心理咨询师的帮助。

（3）改善生活方式：患者应养成健康规律的生活习惯，包括饮食、运动、作息、兴趣爱好等。

（4）药物治疗：以睾酮补充治疗（TST）为主。血清总睾酮水平低于 11mmol/L 或游离睾酮低于正常值，且病因明确者，可尝试睾酮补充治疗。

5. 预防与调护

（1）起居有常，节制房事，以保养肾精。

（2）饮食有节，顾护脾胃，戒除烟酒。

（3）调摄精神，减少忧烦，保持内心愉悦。

（4）加强锻炼，增强体质。

（二）中医学的认识与治疗

中医学无本病病名，常将其归入"虚劳""眩晕""心悸""郁证"等范畴。男性更年期正是"七八，肝气衰……八八……则齿发去"的阶段。病因病机概括如下。

1. 肾精亏虚 年老体衰，或先天禀赋不足，或久病耗损，失精太过等致肾精亏损，则天癸早竭，髓失化源，骨失其养，脑海空虚，而见早衰、性功能减退等更年期综合征表现。

2. 肾阴亏虚 久病耗伤，或因情志内伤，五志化火伤阴，或邪热久留及过服温燥壮阳之剂而致肾燥阴伤，或房劳过度，导致肾阴亏虚，诱发本病。

3. 肾阳虚损 素体阳虚，或年高肾亏，或房劳过度，久病伤肾，而致肾阳虚损，阳虚则内寒，功能活动衰减，形成本病。

4. 心血亏虚 年老体弱，气血衰少，或失血，血液生化不足，或情志内伤，心血暗耗，造成心神失养，心无所主；或心阴内虚，不涵心阳，阳不入阴，心神不守，故有神识恍惚健忘。

5. 肝郁气滞 七情内伤，使肝郁气滞，疏泄失常，气血不和，故有情绪波动等表现。

6. 脾气虚弱 饮食劳倦，或久病伤脾，脾气虚弱，运化无权，升清降浊障碍，故有纳呆、眩晕等表现。

肾精亏损，阴阳失调，脏腑气血虚损为男性更年期的基本病机，病理变化是以虚为主，本虚标实。调补阴阳、疏畅气血是本病的基本治则。肾阴虚者，治以滋补肾阴；肾阳虚者，治以温肾益阳；阴阳两虚者，治以调补阴阳；肝肾阴虚者，治以滋补肝肾、育阴潜阳；心肾不交者，治以滋阴降火、交通心肾；脾肾阳虚者，治以温阳补肾、健脾除湿。同时，要注重年龄因素、体质因素，以调整肾脏阴阳气血为主，兼以疏肝、理脾、养心、疏畅气血，以求气血流畅、经络气通、阴阳平衡。

（三）临床报道

谢作钢等在"还少丹治疗中老年睾酮部分缺乏征临床研究"中，将确诊为中老年男子雄激素部分缺乏征（PADAM）的 60 例患者随机分为治疗组（还少丹治疗）和对照组（11- 酸睾酮治疗），各 30 例，治疗 3 个月，观察各组疗效和不良反应。结果显示：治疗组显效率和总有效率分别为 20.0% 和 66.6%；对照组分别为 36.6% 和 80.0%，两组比较差异无显著性意义（$P > 0.05$）。说明还少丹治疗中老年睾酮部分缺乏征安全有效。

邹继红等在"老年男子雄激素缺乏治疗研究"中，研究病例选择于东南大学附属中大医院。正常组为 55 例健康体检男性，年龄 61 ～ 80 岁，否认心、肝、肾等疾病史，自我评分正常。治疗组 60 例，年龄 62 ～ 81 岁；自我评分有体能问题 12 例，血管舒缩症状 6 例，精神心理症状 10 例，性方面症状 36 例；伴冠心病 18 例，高脂血症 24 例，高血压 15 例，骨质疏松 9 例，前列腺增生 24 例，肥胖症 36 例，肿瘤 13 例，糖尿病 7 例，脑梗死 5 例，肝硬化 2 例。随机分为 A、B 两组。A 组口服安雄（Andriol，南京欧加农制药有限公司生产，批号 A26984001），80mg，每日 1 次；B 组口服还少丹胶囊（重庆三峡云海药业股份有限公司生产），每次 3 粒，每日 3 次，疗程均为 4 周。结果显示，还少丹治疗 4 周后自我评分及 SHBG 稍有降低，FT 略有升高，但无统计学意义，而精神心理症状、性方面评分和总分值较治疗前有显著性差异（$P < 0.05$）。说明还少丹对老年人脾肾虚损引起的精血亏损、腰膝

酸软、阳痿遗精有一定疗效。

（四）合并用药

李雨根等在"还少胶囊联合十一酸睾酮治疗男性迟发性性腺功能减退的临床效果研究"中报道：根据Androgen deficiency in aging male（ADAM）量表和睾酮水平筛选出94例迟发性性腺功能减退（LOH）患者，分为A组（49例）和B组（45例）。两组均给予十一酸睾酮软胶囊口服治疗（每次160mg，1次/天），B组患者加用还少胶囊（每次5粒，2次/天），疗程为3个月。结果显示，两组患者治疗后与治疗前相比AMS症状评分明显下降（$P < 0.05$），而IIEF-5症状评分和总睾酮水平较治疗前有明显上升（$P < 0.05$）。B组AMS量表评分低于A组，但IIEF-5评分明显高于A组。B组在治疗后睾酮水平亦明显高于A组（$P < 0.01$）。治疗前后两组肝功能、红细胞比容、血脂、血糖、尿流率、前列腺体积均未见明显变化。说明短期内单用十一酸睾酮软胶囊或加用还少胶囊均能明显提高患者的睾酮水平，并且改善患者的临床症状，而还少胶囊联合十一酸睾酮软胶囊治疗LOH的疗效比单用十一酸睾酮软胶囊治疗效果更显著，且不增加不良反应；还少胶囊联合十一酸睾酮软胶囊治疗男性，在提高疗效的同时，可能减少十一酸睾酮软胶囊的用量和时间，并降低睾酮补充治疗（TST）的风险。

（五）小结

男性更年期综合征多因肾气逐渐衰少，精血日趋不足，使肾的阴阳失衡，进而导致各脏器功能紊乱，形成了本病的病机基础。还少胶囊中熟地黄、山茱萸、楮实子、枸杞子、五味子滋养肾阴、益精填髓；肉苁蓉、杜仲、牛膝、巴戟天温补肾阳；石菖蒲、远志、山药、茯苓交通心肾、健脾和中。正如张景岳所提出的"善补阳者，必阴中求阳，则阳得阴助而生化无穷；善补阴者，必于阳中求阴，则阴得阳生而源泉不竭"，先后天双补，阴阳并调，相得益彰。

第二节　还少胶囊治疗妇科疾病临床研究

一、妇科疾病临床基础

（一）历史沿革

中医妇科学源远流长。夏、商、周时代为中医妇科学的萌芽阶段，特点为重视孕产。如《诗经》《山海经》载有"种子"和"绝育"的药物;《史记·楚世家》记载了剖宫产手术;《列女传》有"胎教"的记载。

春秋时代,出现了妇科医家,即"带下医"。如《史记·扁鹊仓公列传》记载:"扁鹊名闻天下,过邯郸,闻贵妇人,即为带下医。"《左传》已有难产、过期妊娠及优生的记载。

秦汉时代,《黄帝内经》奠定了妇科学术理论的基础。该书详细论述了女性的解剖结构与生理机能,尤其是《素问·上古天真论》阐述的女子一生生长、发育、性成熟与衰老的规律至今仍被视为妇科经典理论。《黄帝内经》对妇产科病证的记载涉及经、带、胎、产、杂病,如血崩、带下、月事不来、胎死、不孕、肠覃等,并载有妇科历史上第一首方剂"四乌鲗骨一芦茹丸"。

东汉张仲景的《金匮要略》最早设专篇论述妇产科疾病,形成了中医妇产科学的雏形。该书的妊娠病、产后病、妇人杂病篇开创了妇科辨证论治及外治法治疗妇科疾病的先河。

晋朝王叔和所著《脉经》的第九卷记载了妇女妊娠、产后、带下,月经疾病及杂病的脉法和辨证,首次提出"月经"之名,还提出了"居经""避年""激经"以及临产"离经脉"和"五崩"的证候。南齐褚澄《褚氏遗书·求嗣门》提倡晚婚与节育。北齐徐之才著《逐月养胎方》,论述了胎儿逐月发育的情况,明确提出了孕妇在妊娠不同时期于饮食起居方面应该注意的问题。

隋代医家巢元方所著《诸病源候论》论述了妇产科疾病的病因、病机及临床证候,强调胞宫、冲任的损伤是妇产科疾病主要的病机,其论述对后世影响巨大。

唐代孙思邈著《千金要方》,设妇人方3卷于卷首,广泛收集了唐以前的许多医论和医方,具体论述了求子、妊娠、产难、胞衣不出、带下、前阴诸疾等病证,尤其对临产及产后护理的论述更为贴切。唐代昝殷著《经效产宝》是我国现存最早的一部产科专著,全书共3卷41门,370余方,对妊娠、难产和产后等常见病的诊断和治疗做了简要论述。至此,中医妇科学的框架已形成。

宋代时妇产科已发展成为独立专科,在国家医学教育规定设置的九科之中就有产科。妇产科是世界医事制度上最早的独立分科。这一时期,在妇产科方面成就最大的是陈自明和他所著的《妇人大全良方》。全书分调经、众疾、求嗣、胎教、妊娠、坐月、产难、产后8门,共260余论,是第一部妇科与产科合论的妇产科专著,对后世妇产科的发展起到了承前启后的作用。

金元四大家的学术发展,开拓了对妇产科疾病的诊断和治疗的思路。刘完素提出,应根据妇女不同年龄阶段的生理特点,分别重视肝、脾、肾三脏对女性生理的作用，在《素问病机气宜保命集·妇人胎产论》提出：“妇人童幼天癸未行之间，皆属少阴，天癸既行，皆从厥阴论之，天癸已绝，乃属太阴经也。”张子和的学术思想以祛邪为主，在《儒门事亲》中善用吐、下之法逐痰以通经。李东垣认为“内伤脾胃，百病始生”，常用补益脾胃、益气摄血、升阳除湿之法治疗妇科病证，具有较好的疗效。朱震亨在理论上提出“阳常有余，阴常不足”之说，治疗上重视保存阴精。另外，朱震亨所著《格致余论》中第一次明确描写了子宫的形态，其痰湿论为妇科疑难病证的治疗另辟蹊径。

明代时妇科有较大的发展，著作颇多，较重要的妇产科专著包括薛己著的《薛氏医案》，万全著的《广嗣纪要》《妇人秘科》。在《广嗣纪要·择配篇》中提出了螺、纹、鼓、角、脉五种生育缺陷导致的不孕，即“五不女”。王肯堂著《证治准绳·女科》综合了前人有关妇产科的论述，条理分明，内容丰富；李时珍著《本草纲目》《奇经八脉考》对中医妇科月经理论的发展做出了重要贡献；张介宾著《景岳全书》，其中《妇人规》3卷对妇科理论的阐述甚为精湛，其理论核心是强调冲任、脾肾、阴血，治病立方理法严谨，倡导“阳非有余，阴常不足”之说，强调阳气阴精互为生化，对中医妇科理论发展有重大影响。

清代妇产科的著作也较多，流传较广。傅山的《傅青主女科》，以肝、脾、肾三脏立论，论述平正扼要，理法严谨，方药简效，更有独到见解，影响久远。亟斋居士著《达生篇》1卷，论胎前、临产、产后护理及难产救治，平易浅近，书中提出“睡、忍痛、慢临盆”六字具言，流传甚广。吴谦等编著的《医宗金鉴》，内有《妇科心法要诀》，集清代以前的妇产科大成，理法严谨，体例规范，通俗广传，成为医者必读的参考书。沈尧封著《沈氏女科辑要》，对妇产科理论有许多新的见解，论述精辟。

（二）女性的生理特点

月经、带下、妊娠、产育、哺乳是女性的生理特点，是脏腑、经络、气血、天癸共同作用的生理现象。按照中医学的理论，胞宫是行经和孕育胎儿的器官；天癸是肾产生的一种能促进人体生长、发育和生殖的物质；气血是行经、养胎、哺乳的物质基础；脏腑是气血生化之源；经络是联络脏腑、运行气血的通路。因此，研究妇女的生理特点，必须以脏腑、经络为基础，深入了解脏腑、经络、气血、天癸与胞宫的整体关系，尤其要着重了解肾、肝、脾胃和冲、任二脉在妇女生理上的作用。

（三）病因病机

1.病因 导致妇女疾病的因素有外邪因素、内伤因素和体质因素。外邪因素之中以寒、热、湿为多见；内伤因素主要指情志因素、房事不节、早婚多产、饮食失调、劳逸过度、跌仆损伤等；体质因素是指个体特性，即脏腑、经络、气血活动的盛衰。

外邪因素、内伤因素都是致病的条件，它们作用于机体后能否发病，以及发病后的表现形式、程度与转归如何，与体质因素关系密切，而妇科病证常是由脏腑，气血，冲、任、督、带四脉和胞宫功能的盛衰来决定的。

2. 病机 妇科疾病的病理机转，概括为以下三大方面。

（1）脏腑功能失常：脏腑生理功能的紊乱和脏腑气血阴阳的失调均可导致妇产科疾病，其中关系最密切的是肾、肝、脾。

（2）气血失调：气血失调是妇产科疾病的重要病机。妇女的经、孕、产、乳均以血为本，又常耗血，故使机体处于血常不足，气相对有余的生理状态。气为血之帅，血为气之母，气以行血，血以载气。气血之间可相互依存、相互资生。气病可以及血，血病可以及心。故临证时既要分清病之在血在气，还应注意气血的密切关系。

（3）损伤冲任、子宫、胞脉、胞络：冲任、子宫、胞脉和胞络可因寒、热、湿、痰、瘀等邪直接侵犯或分娩、人工堕胎、外邪直中胞宫、跌仆金刃的直接创伤而发病；亦可因脏腑功能、气血失调间接损伤冲任等脉，形成病理改变，导致经、带、胎、产等异常，产生妇科疾病。

（四）治疗特点

妇科疾病的治疗，着重在调整全身功能，临证时必须运用四诊八纲认真地进行辨证分析，分清脏、腑、气、血、寒、热、虚、实，然后确定治疗原则。妇女以血为主，血赖气行，脏腑是气血生化之源。由于妇女生理上数伤于血，以致气分偏盛，性情易于波动，常影响于肝；饮食失调，忧思劳倦，易伤脾胃；素禀不足，早婚多产，房事不节，常损伤肾气。因此，脏腑功能失常，气血失调，导致冲任损伤，产生的经、带、胎、产、杂诸病，常用补肾滋肾、疏肝养肝、健脾和胃、补益气血、理气行滞、活血化瘀等治法调补冲任，这是妇科疾病治疗的基本原则。同时，女性生殖道与外界相通，容易直接感受外邪，因此在妇科疾病治疗中除内治法外，还可以配合外阴熏洗、阴道冲洗、纳药法、贴敷法等外治法，以使药物直达病所，提高疗效。

二、还少胶囊治疗女性不孕症的临床研究

（一）现代医学对本病的认识与治疗

1. 基本概念 有正常性生活，未避孕 1 年而未妊娠者，称为不孕症。其中既往从未有过妊娠史，无避孕且从未妊娠者称为原发性不孕；既往有过妊娠史，而后无避孕连续 1 年未妊娠者称为继发性不孕。

2. 病因 目前认为，不孕症病因有女方因素、男方因素或不明原因等。

（1）女性不孕因素：以盆腔因素和排卵障碍居多。

1）盆腔因素

①输卵管异常、慢性输卵管炎症，可引起伞端闭锁，或输卵管黏膜受损，可使之完全闭塞或积水，造成不孕。

②盆腔粘连、盆腔炎性疾病后遗症、子宫内膜异位症、各种输卵管手术等均可引起盆腔组织局部或广泛的疏松或致密粘连，造成盆腔和输卵管结构和功能的破坏。

③子宫内膜异位症，可导致排卵、输卵管功能、受精、黄体生成和子宫内膜容受性等多个环节对妊娠产生影响。

④子宫内膜病变，如子宫内膜炎症、子宫内膜结核、子宫内膜息肉、宫腔粘连、子宫黏膜下肌瘤或子宫内膜分泌反应不良等可影响受精卵着床。

⑤生殖道发育畸形，包括子宫畸形、先天输卵管发育异常等可引起不孕或流产。

⑥宫颈黏液量和性状，与精子能否进入宫腔关系密切，雌激素不足或宫颈管感染、宫颈息肉、宫颈口过小，均可影响精子通过而致不孕。

2）排卵障碍：主要包括持续性无排卵、多囊卵巢综合征、卵巢早衰和卵巢功能减退、先天性性腺发育不良、低促性腺激素性性腺功能减退、高催乳素血症、卵泡黄素化未破裂综合征等。

（2）男性不育因素：主要是生精障碍和输精障碍。

①精液异常：无精、弱精、少精、精子发育停滞、畸精症、精液液化不全等，可造成不育。

②性功能异常：外生殖器发育不良或勃起障碍、不射精、逆行射精致精子不能正常射入阴道内，可造成不育。

（3）免疫因素：表现为女性生殖道或血清中存在有抗精子抗体，引起精子互相凝集，丧失活力或死亡，导致不孕或不育。此外，部分不孕妇女的血清中存在有对

自身卵子透明带抗体样物质，可阻碍精子穿透卵子受精，亦可引起不孕。

（4）不明原因不孕：属于男女双方均可能同时存在的不孕因素，是一种生育力低下的状态，可能的病因包括免疫因素、潜在的卵母细胞质量异常、受精障碍、隐性输卵管因素、植入失败、遗传缺陷等因素，但应用目前的检测手段尚无法确诊。

3. 诊断要点

（1）病史：询问不孕年限，盆、腹腔病史和手术史；近期心理、情绪、体重等改变史；月经史、婚姻及性生活情况、避孕情况、孕产史及有无并发症；既往有无生殖道感染病史、结核等特殊传染病史、自身免疫性疾病史、盆腹腔手术史，以及家族中有无出生缺陷及流产史。

（2）临床表现：不孕症最直接的临床表现是结婚 1 年以上，在没有避孕的情况下，未能怀孕。伴随症状方面，如排卵障碍者，常伴有月经紊乱、闭经等；如输卵管炎引起者，常伴有下腹痛、带下量增多等；子宫内膜异位症引起者，常伴有痛经、经量过多，或经期延长；宫腔粘连引起者，常伴有周期性下腹痛、闭经；免疫性不孕症患者可无伴随症状。

（3）体格检查：检查体格发育及营养状况，身高，体重，BMI 及体脂分布特征，甲状腺及心脏功能；观察第二性征，如毛发分布、乳房发育及乳晕色素是否正常；注意观察有无雄激素过多的体征，如多毛、痤疮及黑棘皮病等。

妇科检查方面：详细检查外阴发育、阴毛分布、阴道和子宫颈有无异常排液及分泌物；子宫体的位置、大小、形状、质地及活动度；附件有无增厚、压痛；直肠子宫陷凹处有无触痛、结节和包块；盆腔有无包块；盆腔和腹壁有无压痛、反跳痛。

（4）辅助检查：基础体温测定；基础激素水平测定，包括促卵泡生成素、促黄体生成素、雌二醇、促甲状腺素、催乳激素、雄激素；经阴道超声监测卵泡发育、排卵及内膜的发育；输卵管通畅度检查；宫腔镜、腹腔镜、CT、MRI 等。

4. 治疗

（1）输卵管因素不孕：对输卵管阻塞或粘连，可行腹腔镜下输卵管造口术、整形术、吻合术等。经治疗失败可接受辅助生殖技术助孕。

（2）卵巢肿瘤：有内分泌功能的卵巢肿瘤可影响排卵，应切除；性质不明的卵巢肿瘤应尽量于不孕症治疗前确诊，必要时行手术探查，根据快速病理诊断考虑是否进行保留生育能力的手术。

（3）子宫病变：若子宫肌瘤、内膜息肉、宫腔粘连等，干扰受精卵着床和胚胎发育，影响宫腔环境可行宫腔镜下切除、分离手术。

（4）子宫内膜异位症：首诊应进行腹腔镜的诊断和治疗，对于复发性内异症、卵巢功能明显减退的患者应慎重手术。对中重度病例，术后可辅以孕激素或 GnRH-a 治疗 3～6 个周期。重症和复发者可考虑辅助生殖技术。

（5）生殖系统畸形及结核：生殖器官畸形可行子宫纵隔切开或分离术，子宫纵隔切除成形术，残角子宫切除术，阴道纵隔、斜隔切除成形术等；生殖系统结核活动期应进行抗结核治疗，用药期间应避孕。

（6）免疫性不孕：避免抗原刺激，应用免疫抑制剂。

（7）诱发排卵：促排卵是治疗女方排卵障碍性不孕最常用的方法，根据不同病情可采取相应的促排卵治疗，如氯米芬、人绒毛膜促性腺激素、尿促性素等。

（二）中医学对本病的认识与治疗

中医学将原发性不孕称为"全不产""绝产""绝嗣""绝子"等，继发性不孕称为"断绪"。本病病机主要以肾虚为主，致脏腑功能失常，冲任气血失调，胞宫不能摄精成孕。病因概括如下。

1. 肾精亏虚　先天禀赋不足，或房事不节，或大病久病，反复流产，损伤肾气；或伤肾中真阳，命门火衰，冲任失于温煦，胞脉虚寒，不能摄精成孕；或伤肾中真阴，以致冲任血少，甚则阴血不足，阴虚内热，热伏冲任，热扰血海，以致不能凝精成孕。

2. 肝气郁结　素性抑郁，或七情内伤，情志不畅，肝气郁结，疏泄失常，血气不和，冲任不能相资，以致不能摄精成孕。

3. 痰湿壅阻　素体肥胖，或恣食膏粱厚味，或劳倦思虑过度，饮食不节，脾失健运，痰湿内生，湿浊流注下焦，滞于冲任，闭塞胞宫，导致不能摄精成孕。

4. 瘀滞胞宫　经期、产后余血未净，或房事不节，或涉水感寒、外伤等，邪与血结，瘀阻胞脉，以致不能摄精成孕。

"种子必先调经"，对不孕症的治疗主要在于辨证论治，进而调整月经周期。不孕症的辨证，主要依据月经的变化、带下病的轻重程度，其次依据全身症状及舌脉，进行综合分析，明确脏腑、气血、寒热、虚实以指导治疗。治疗重点是温养肾气，调理气血，使经调病除，则胎孕可成。此外，还需情志舒畅，房事有节，择氤氲之时合阴阳，以利于成孕。

调整月经周期时按照冲任、胞宫、气血、阴阳的转化关系，针对行经期、经后期、经间期、经前期各自的特点分别选方用药，以调整月经周期，提高疗效。行经期为重阳转化期，重在排泄月经为顺，宜活血调经；经后期为阴分增长期，重在阴分的恢复，宜补益肝肾；经间期为重阴转化期，以排卵为要，宜益肾活血；经前期为阳长期，宜温肾暖宫。

（三）临床报道

张园园在"中医序贯疗法治疗肾阳虚型不孕症效果观察"中报道：研究选取南阳医学高等专科学校第一附属医院 2014 年 4 月至 2015 年 2 月收治的肾阳虚型不孕症患者 90 例，随机分为观察组和对照组各 45 例。对照组患者给予还少胶囊治疗（口服，3 次 / 日，5 粒 / 次），观察组患者给予中医序贯疗法治疗。结果显示治疗后，观察组临床总有效率 80.0%，而对照组总有效率 63.1%；观察组患者成功受孕 19 例，受孕率 42.2%，对照组成功受孕 8 例，受孕率 17.8%。观察组患者的治疗效果和成功受孕率明显优于对照组患者，差异具有统计学意义（$P < 0.05$）。说明采用中医序贯疗法治疗肾阳虚型不孕症相比常规还少胶囊治疗临床疗效更佳，成功受孕率更高。

（四）合并用药

杨兆荣在"还少胶囊联合克罗米芬治疗无排卵性不孕症 48 例"中报道：研究纳入泰州市第四人民医院 2010 年 7 月至 2014 年 6 月收治的 89 例无排卵性不孕症患者，按随机数字表法，随机分为 2 组，治疗组 48 例，给予还少胶囊联合克罗米芬治疗；对照组 41 例，仅给予克罗米芬治疗。治疗 3 个月经周期后观察两组患者排卵情况、子宫内膜厚度、妊娠情况等指标。结果显示，两组患者排卵率无统计学差异（$P > 0.05$），但治疗组子宫内膜厚度与妊娠率均高于对照组（$P < 0.05$），差异有统计学意义。说明联合应用还少胶囊与克罗米芬治疗无排卵性不孕，可改善子宫内膜厚度，提高受孕率。

何文杰在"还少胶囊联合胎盘组织液治疗未破裂卵泡黄素化综合征不孕的临床疗效"中报道：研究选择 2013 年 1 月至 2015 年 12 月在江苏省徐州市妇幼保健院门诊确诊的未破裂卵泡黄素化综合征（LUFS）所致不孕症患者 60 例，随机分成还少胶囊组与对照组各 30 例。还少胶囊组平均年龄 33.9 岁，对照组 33.8 岁；还少胶囊组平均体重 55.1kg，对照组 55.9kg；两组平均不孕年限均为 3.6 年，两组患者在病程、年龄、体重等人口学指标方面经统计学检验均无统计学差异，具有可比性。对照组自月经周期的第 3 天或第 5 天开始，口服克罗米芬 50 ～ 100mg/d，共 5 日，第 7 天口服补佳乐（戊酸雌二醇片）1 片 / 次，每日 1 次，阴道 B 超监测卵泡直径 ≥ 18mm，且内膜厚度 ≥ 7mm 时肌内注射 hCG 5000 ～ 10000U，指导性生活时间。还少胶囊组月经第 5 天开始口服还少胶囊 5 粒 / 次，3 次 / 日；同时，肌内注射人胎盘组织液 2mL/d，1 次 / 日，连用 15 日，根据阴道 B 超监测排卵情况，指导性生活时间。两组患者均以 1 个月经周期为 1 疗程，一旦妊娠即停止治疗，未孕者到 3

个疗程治疗结束。结果显示，还少胶囊组排卵率 72.9%，对照组排卵率 49.4%，两组排卵率比较差异有统计学意义（$\chi^2=2.41$，$P < 0.05$）。还少胶囊组总计妊娠 14 例，妊娠率为 46.7%；对照组总计妊娠 4 例，妊娠率为 13.3%。两组妊娠率差异有统计学意义（$\chi^2=4.33$，$P < 0.05$）。说明还少胶囊联合胎盘组织液对卵巢排卵功能的恢复、提高妊娠率有很好的效果，这为临床治疗 LUFS 提供了一种有效的治疗方法。

宗岩等在"还少胶囊联合克罗米芬治疗脾肾两虚型排卵障碍性不孕症临床疗效观察"中报道：研究选择 2013 年 11 月至 2014 年 5 月在淮安市第一人民医院确诊的脾肾两虚型排卵障碍性不孕症患者 180 例，随机分为 3 组：联合组 60 例，给予还少胶囊联合克罗米芬治疗；中药组 60 例，单用还少胶囊治疗；西药组 60 例，单纯用克罗米芬治疗。治疗 3 个月经周期后对比 3 组患者治疗后的临床症状、子宫内膜厚度、宫颈黏液、卵泡质量、排卵情况及妊娠率等指标。结果显示，治疗后比较排卵率、妊娠率，联合组和中药组明显优于西药组（$P < 0.05$），中药组与联合组比较无统计学差异（$P > 0.05$）；治疗后联合组与中药组宫颈黏液、子宫内膜厚度均优于西药组（$P < 0.05$），中药组与联合组比较无统计学差异（$P > 0.05$）；比较 3 组成熟卵泡数，其差异无统计学意义（$P > 0.05$）。说明还少胶囊联合克罗米芬治疗脾肾两虚型排卵障碍性不孕症，可以有效调节患者的内分泌水平，从而减少克罗米芬抗雌激素样作用对子宫内膜的不良影响，增加患者妊娠率，临床疗效确切。

傅旭峰等在"抗心磷脂抗体阳性的治疗对子宫动脉血流动力学的影响"中报道：选择 2011 年 1 月至 2012 年 12 月在南京医科大学附属无锡市妇幼保健院确诊的抗心磷脂抗体（ACA）阳性患者 42 例，随机分为 2 组，治疗组予还少胶囊和阿司匹林口服，对照组予阿司匹林口服，共治疗 2 个月，检测 2 组治疗前后 ACA 及 B 超测量子宫动脉血流指数。治疗后结果显示，治疗组 ACA 转阴率为 91%，对照组为 80%，比较有显著性差异（$P < 0.05$）；2 组血流搏动指数（PI）和阻力指数（RI）均较治疗前下降，且组间比较有显著性差异（P 均 < 0.05）。说明还少胶囊联合阿司匹林能有效清除 ACA，改善子宫动脉血流使血管阻力降低，血供增加，从而改善局部血液循环，疗效较满意。

（五）小结

中医学认为，不孕症与肾中精气的充足与否关系密切。若肾精不足，冲任二脉失去濡养，则卵子发育不全，胎孕无能。同时，肾藏精有赖于脾胃后天之本充养，因此治疗不孕症应从脾肾着手。还少胶囊中熟地黄、山茱萸、枸杞子、五味子、楮实子培补肾阴，肉苁蓉、巴戟天、杜仲、牛膝温补肾阳，山药、茯苓补脾益气，全方脾肾双补，益精填髓，调整阴阳平衡，对不孕症有较好疗效。

三、还少胶囊治疗月经不调的临床研究

（一）现代医学对本病的认识与治疗

1. 基本概念　月经不调是指月经的周期、经期和经量发生异常的一组月经病的总称，包括月经先期、月经后期、月经先后无定期、月经过多、月经过少、经期延长以及经间期出血等。

月经先期是指月经周期提前 7 天以上，甚至半月一行，连续 2 个月经周期以上者。月经后期是指月经周期错后 7 天以上，甚至 3 至 5 个月一行者。月经先后无定期是指月经周期时或提前时、或延后 7 天以上，但不超过 2 周，连续 3 个月经周期以上者。月经过多是指月经量明显多于既往，或月经量超过 80mL，而月经周期、经期正常者，连续 2 个月经周期以上者。月经过少是指月经周期正常，经量明显少于既往，或不足 2 天，甚或点滴即净者，连续 2 个月经周期以上者。经期延长是指月经周期正常，经期超过 7 天以上，甚或淋漓半月方净者。经间期出血是指月经周期基本正常，在两次月经之间，即氤氲之时，发生周期性的阴道少量出血者。

月经先期、月经先后无定期如伴有月经过多、经期延长，若不治或失治，可发展为崩漏；月经后期如伴有月经过少，若治疗不及时，可发展为闭经。另外，育龄期女性月经失调若延治、误治，可导致不孕、流产等，故应及时进行治疗。

2. 病因

（1）排卵性月经失调：多发生在生育年龄女性，虽有排卵，但黄体功能异常。常见有两种类型。

①黄体功能不足：月经周期中有卵泡发育及排卵，但黄体期孕激素分泌不足或黄体过早衰退可导致子宫内膜分泌反应不良和黄体期缩短。子宫内膜形态一般表现为分泌期内膜，腺体分泌不良，间质水肿不明显或腺体与间质发育不同步，或在内膜各个部位显示分泌反应不均。内膜活检显示分泌反应至少落后 2 日。临床多见于月经先期。

②子宫内膜不规则脱落：由于下丘脑－垂体－卵巢轴调节功能紊乱，或溶黄体功能失常，引起黄体萎缩不全，而内膜持续受孕激素影响，不能如期完整脱落。正常月经第 3～4 日时，分泌期子宫内膜已全部脱落。黄体萎缩不全时，月经期第 5～6 日仍能见到呈分泌反应的子宫内膜，常表现为残留的分泌期内膜与出血坏死组织及新增生的内膜混合共存。临床多见于经期延长、月经过多。

（2）经间期出血：在卵巢周期中的卵泡期，随着卵泡的发育成熟，雌激素水平不断升高于排卵前达第一峰，排卵后雌激素急剧下降，约在排卵后 3 天达其最低

点；随后黄体形成，分泌雌激素而使其水平升高。若排卵期雌激素下降速度过快，则会引起子宫内膜脱落出血，临床表现为经间期出血。

（3）卵巢功能降低：由于年龄增长（女性的卵巢功能一般于35岁开始呈现迅速下降趋势）、医源性损伤（如放疗、化疗、手术等对卵巢功能的损伤）、自身免疫性疾病或特发性原因等，导致卵巢功能下降、卵泡发育不良。具体表现为基础（月经第2～3天）促性腺激素水平升高以及窦卵泡数减少。临床可见于月经后期、月经过少、月经先后无定期等。

3. 诊断要点

（1）病史：详细了解患者的年龄、月经史、婚育史、避孕措施、激素类药物的使用情况；既往是否患有肝病、血液病、糖尿病、甲状腺功能亢进或减退等。

（2）临床表现：主要表现为月经周期、经期或经量的异常，既可单独出现，亦可互相并发，如月经先期、后期，经期延长合并月经过多，月经先期、后期合并月经过少。若月经先期或月经过多日久，可伴有贫血，或有不孕、自然流产。

（3）妇科检查：无明显异常。

（4）辅助检查：可作基础体温测定、妇科彩超检查、激素测定、血常规及凝血功能、宫腔镜检查等。

4. 治疗

（1）黄体功能不足治疗方法

①促进卵泡发育：针对其发生原因，促进卵泡发育和排卵，首选药物为氯米芬。

②促进LH峰形成：当卵泡成熟时，肌注绒毛膜促性腺激素，以加强月经中期LH排卵峰，并达到促进黄体形成和提高其分泌孕酮的目的。

③黄体功能刺激疗法：在基础体温上升后，肌注人绒毛膜促性腺激素，可促进黄体功能。

④黄体功能替代疗法：治疗可选用天然黄体酮制剂，也可口服天然微粒化孕酮治疗。

（2）子宫内膜不规则脱落治疗方法：有生育要求者，可用黄体酮注射液、绒毛膜促性腺激素或口服天然微粒化孕酮治疗，无生育要求者可用口服避孕药。

5. 预防与调护

（1）调畅情志，避免过度精神刺激。

（2）重视饮食调养，勿过食辛辣、生冷之品。

（3）保持经期个人卫生。

（4）月经期避免重体力劳动，注意休息，忌性生活。

（二）中医学的认识与治疗

月经不调主要的病因病机是外感六淫，或内伤七情，或先天不足，后天劳逸失常、房劳多产、饮食不节、跌仆创伤，导致脏腑、冲任、气血失调，胞宫藏泄失常。其病位在冲任、胞宫，主要涉及肾、肝、脾三脏。临床上病机不外虚实两端，虚者包括肾虚、脾虚、血虚、阴虚，实者包括肝郁、血瘀、血热、血寒、湿热、痰湿，或为虚实错杂的复合病机。病因概述如下。

1. 肾虚 先天肾气不足，或少女肾气稚弱，或更年期肾气渐衰，或早婚多产，房事不节，致肾气损伤。若肾阴虚损，阴虚内热，热伏冲任，迫血妄行，以致经血非时而下；若命门火衰，肾阳虚损，封藏失职，冲任不固，不能制约经血，亦致经血非时而下。

2. 脾虚 素体脾虚，或忧思不解，或饮食劳倦，损伤脾气，气血生化无源，可致月经过少、月经后期；或气虚下陷，统摄无权，冲任不固，可致月经过多、经间期出血。

3. 血热 素体阳盛，或忿怒抑郁，肝郁化火，或感受热邪，或过食辛辣助阳之品，火热内盛，热扰冲任，迫经妄行，发为月经先期、月经过多、经间期出血等。

4. 血瘀 经期产后，余血未尽，或七情内伤，气滞血瘀，瘀阻冲任，血不循经，非时而下，发为月经先后不定期、经间期出血等。

辨证要根据月经的经色、经质及经期、经量的特点，并重视对患者形体禀赋、舌脉的辨别。综合辨析四诊所获得的临床表现，确定脏腑、气血的虚实寒热。一般而言，血色鲜红或紫红或深红、质黏稠，多属热；色淡质稀，多属虚；经行不畅，时来时止，或时闭时崩，或久漏不止，色紫黑、有块，多属瘀。

治疗应以补肾健脾、疏肝解郁、调理气血为主，同时应根据月经周期各阶段阴阳气血的变化规律灵活用药。在月经期活血调经，顺经血下行之势，通因通用；在月经后期，养肝肾精血而补阴；在氤氲期温阳通络、活血调经；在月经前期补肾温经，酌以疏导。

（三）临床报道

袁成英在"还少胶囊治疗月经病的体会"中报道：研究选取解放军第四十四医院妇产科 2015 年 7 月至 2016 年 6 月收治的育龄期月经病患者 204 例作为研究对象，患者的月经病症无差别，对其进行还少胶囊治疗。针对患者月经病情况，嘱其3 粒 / 次，3 次 / 日，口服治疗。设立专人进行临床观察和记录，注意是否有不良反应。结果显示，经过 3 个月的治疗，204 名患者的月经病均得到恢复。病例的月经病包括月经不调、月经量少、月经量多、月经先后不定期、月经期延长等证，经还少胶囊治疗患者的相关症状得到了良好的改善，且患者在治疗期间未出现恶性相关反应。说明还少胶囊治疗育龄期女性月经病患者疗效明显，无不良反应，值得临床推广。

（四）小结

月经不调病因病机复杂，临证应根据每一病证的病变特点、发展阶段、病势轻重缓急及转归的不同，酌情应用有关的治疗法则。《景岳全书·妇人规·总论类》言："调经之要，贵在补脾胃以资血之源，养肾气以安血之室。知斯二者，则尽善矣。"故临床多用补肾健脾调经法。还少胶囊以熟地黄培补肾阴、益精血，山药补脾气、补脾阴，有培补先后天之本的作用；枸杞子、山茱萸、五味子、楮实子补肾填精，辅以杜仲、巴戟天、肉苁蓉、小茴香温肾壮阳，使肾中阴平阳秘，精血俱旺，则月经自调。

四、还少胶囊治疗闭经的临床研究

（一）现代医学对本病的认识与治疗

1.基本概念 闭经为妇科疾病中最常见的症状之一，表现为无月经或月经停止。根据既往有无月经来潮，将闭经分为原发性闭经与继发性闭经。原发性闭经指年龄超过 15 岁，第二性征已发育，月经还未来潮，或年龄超过 13 岁，第二性征未发育者。继发性闭经指正常月经周期建立后，停经时间超过 6 个月或按自身原有周期计算月经停止 3 个周期以上者。

2.病因 正常月经的建立和维持，有赖于下丘脑 – 垂体 – 卵巢轴的神经内分泌调节、子宫内膜对性激素的周期性反应和下生殖道的通畅，其中任何一个环节发生障碍均可导致闭经。

（1）原发性闭经：多为遗传原因或先天发育缺陷所致，较少见。第二性征存在的原发性闭经包括米勒管发育不全综合征、雄激素不敏感综合征、对抗性卵巢综合征、生殖道闭锁、真两性畸形等。第二性征缺乏的原发性闭经包括低促性腺激素性性腺功能减退和高促性腺激素性性腺功能减退。

（2）继发性闭经：发病率明显高于原发性闭经。

①下丘脑性闭经：为最常见病因，可因精神应激、体重下降和神经性厌食、运动性闭经、药物性闭经、颅咽管瘤等引起。下丘脑性闭经是以中枢神经系统和下丘脑功能和器质性病变引起的闭经，以功能性原因为主，属低促性腺激素性闭经，治疗及时尚可逆。

②垂体性闭经：可因垂体梗死、垂体肿瘤、空蝶鞍综合征等引起。腺垂体功能性或器质性病变，致促性腺激素异常，继而影响卵巢功能可引起闭经。

③卵巢性闭经：可因卵巢早衰、卵巢功能性肿瘤、多囊卵巢综合征而导致。卵巢分泌性腺激素低下，致子宫内膜无法发生周期性反应亦可引起闭经。

④子宫性闭经：可因子宫内膜损伤（如 Asheman 综合征或宫腔粘连）、子宫切除后或子宫腔内放疗后引起。子宫性闭经月经调节功能正常，第二性征正常，但子宫内膜对卵巢激素不能产生正常的反应而导致闭经。

⑤其他内分泌功能异常：如肾上腺、甲状腺、胰腺等功能紊乱也可引起闭经。

3. 临床表现

（1）病史：对原发性闭经患者，应详细了解先天身体状况及后天生长发育过程。对继发性闭经患者，应注意有无月经初潮较迟及月经稀发病史；或产后出血、产后感染史等；或激素及放射治疗史；或营养不良或精神创伤；或急慢性疾病史，如贫血、结核病、糖尿病、垂体肿瘤等；或人工流产、刮宫史，以及手术切除子宫、卵巢史；或滥用避孕药或长期哺乳史；或甲状腺或肾上腺疾病史等。

（2）临床表现：无月经或月经停闭，可伴有与病因相关的症状。如垂体肿瘤可见溢乳；希恩综合征可见毛发脱落、倦怠嗜睡、畏寒肢冷、饮食较差；多囊卵巢综合征可见痤疮、多毛；卵巢早衰可见烘热汗出、失眠多梦、烦躁易怒等。

（3）体格检查：检查全身发育情况，测量体重、身高及四肢与躯干比例，观察精神状态、智力发育，营养和健康情况，第二性征如毛发分布，乳房发育是否正常，有无乳汁分泌，有无甲状腺肿大等。注意内外生殖器发育状况，有无先天性缺陷、畸形，盆腔有无肿物等。

（4）辅助检查：可行药物撤退试验、垂体兴奋试验、血甾体激素测定、催乳激素、垂体促性腺激素测定、妇科彩超、CT、MRI、宫腔镜检查、基础体温测定、诊断性刮宫、甲状腺功能检测等。

4. 治疗

（1）病因治疗

①下丘脑性闭经：下丘脑肿瘤应手术治疗。由于运动过度、精神刺激或环境改变、体重过低所致者，应减少运动量，调整心态，注意劳逸结合，增加体重。神经性厌食者，应改变进食习惯，必要时鼻饲高营养物质，以增加体重。因避孕药引起者，应停药观察。

②卵巢性闭经：有肿瘤者应切除肿瘤。染色体为 46XY 的患者应切除性腺及发育不良的子宫，以防恶变。

③垂体性闭经：垂体泌乳素肿瘤以溴隐亭治疗为首选。瘤体较大引起视野缺失者，可考虑手术治疗减压，术后服用溴隐亭。希恩综合征者应根据病情补充雌激素、孕激素、甲状腺素、肾上腺皮质激素。

④子宫性闭经：先天性无阴道者可择时行阴道成形术。子宫内膜结核应采取抗结核治疗。宫腔粘连者应分离粘连后放置节育器，并给予定时的雌、孕激素序贯治疗，预防再粘连。

（2）性激素替代治疗：目的是维持女性全身健康及生殖健康，包括心血管系统、骨骼及骨代谢、神经系统等；促进和维持第二性征和月经。

①雌激素替代疗法：适于无子宫者。

②人工周期疗法：适用于有子宫者。

③孕激素替代疗法：适用于体内有一定内源性雌激素水平的 I 度闭经者。

（3）诱发排卵：适用于有生育要求的患者，常用药物有氯米芬、促性腺激素、促性腺激素释放激素等。

（4）手术治疗：适用于生殖器畸形、Asherman 综合征、肿瘤等患者。

（二）中医学的认识与治疗

本病属于中医"女子不月""月事不来""血枯""经水不通"等范畴。月经的产生是脏腑、天癸、冲任、气血共同协调作用于胞宫的结果，其中任何一个环节出现异常情况都可导致血海不能按时满溢而出现闭经。病因病机概括如下。

1.肝肾亏虚 素体肝肾亏损，或早婚多产，或房事不节，肾精受损，肝血耗伤，冲任不足，血海空虚，胞宫无血可下而致。

2.气血虚弱 脾胃素虚，或饮食劳倦，忧思过度，或大病、久病，或吐血、下血、堕胎、小产等数脱于血，或哺乳过长过久，或患虫疾耗血，以致血虚气弱，冲任血海空乏，胞宫无血可下而致闭经。

3.阴虚血燥 素体阴虚，或失血伤阴，或久病耗血，或过食辛辣香燥，灼伤营阴，致血海干涸，无血可下，故成闭经。

4.气滞血瘀 素性抑郁，或郁怒伤肝，或突受刺激，致肝气郁结，气滞血瘀，瘀阻冲任，胞脉不通，经血不得下行，可发为闭经。

5.痰湿阻滞 素多痰湿，或嗜食肥甘厚味，酿生痰湿，或肥胖之人，多痰多湿，或脾虚失运，痰湿内盛，痰湿下注，冲任壅塞，胞脉闭塞可引起闭经。

闭经的病机复杂，但归纳起来不外乎虚实两端。虚者，多因肾气不足，冲任亏虚；或肝肾亏损，精血不足；或脾胃虚弱，气血乏源；或阴虚血燥，精亏血少，导致冲任血海空虚，源断其流，无血可下而致闭经。实者，多为气滞血瘀，或痰湿阻滞，使血流不畅，冲任阻滞，血海阻隔，经血不得下行而发为闭经。总的病机是冲任气血失调，虚者多因精亏血少，无血可下；实者多因邪气阻隔，血不得下。

根据虚实的不同，虚证采用"补而通之"的原则，以滋养肝肾、补气养血为主；实证采用"泻而通之"的原则，以行气活血、温通经脉、祛痰除湿为主。虚实夹杂者，要补中有通、攻中有养，灵活化裁。因他病而致经闭者，当先治他病，或治病调经并用。

（三）临床报道

张华等在"还少胶囊为主治疗卵巢早衰50例疗效观察"中报道：选取江苏省邢州市中医院2008年1月至2013年12月门诊就诊的100例卵巢早衰患者，随机分为治疗组和对照组。治疗组50例采用中药治疗，对照组50例采用西药治疗。治疗组口服还少胶囊（重庆三峡云海药业股份有限公司生产，规格为每粒0.38g，5粒/次，3次/日，连服30日，有月经来潮者，月经来潮后改为月经第5天服药。对照组口服戊酸雌二醇片，1次/日，每次1mg，每经过21日的治疗后，须停药10日；口服醋酸甲羟孕酮片，1次/日，每次4mg。2组以1个月为1个疗程，疗程结束后评定疗效。结果显示，对照组和治疗组的总有效率分别为80%和94%，组间比较，差异有统计学意义（$P < 0.05$）。说明运用还少胶囊治疗卵巢早衰引起的月经不调疗效较好，且患者依从性更佳，值得临床推广。

（四）合并用药

沈琳等在"还少胶囊联合戊酸雌二醇片、雌二醇环丙孕酮片复合包装治疗卵巢早衰的临床研究"中报道：选取2015年2月至2017年6月南开大学附属医院（天津市第四医院）收治的132例卵巢早衰患者，随机分为对照组和治疗组，每组各66例。对照组患者给予戊酸雌二醇片/雌二醇环丙孕酮片复合包装，每日1片，连续服用21日。于撤退性出血第5天重复使用，连续治疗4个月经周期。治疗组在对照组治疗基础上口服还少胶囊，5粒/次，3次/日。有月经来潮者，于月经第5天服用，连续治疗4个月经周期。结果显示，治疗后，对照组和治疗组的总有效率分别为83.33%、95.45%，两组比较差异有统计学意义（$P < 0.05$）。治疗后，两组平均卵巢直径（MOD）、窦卵泡个数（AFC）、卵巢动脉收缩期峰值流速（PSV）、子宫内膜厚度、雌二醇（E_2）、促卵泡激素（FSH）、黄体生成素（LH）、CD^{3+}、CD^{4+}、CD^{8+}、CD^{4+}/CD^{8+}比值均较治疗前显著增加，但FSH、LH、CD^{8+}显著降低，同组治疗前后比较差异具有统计学意义（$P < 0.05$）；治疗后，治疗组MOD、AFC、PSV、子宫内膜厚度、E_2、CD^{3+}、CD^{4+}、CD^{4+}/CD^{8+}比值均高于对照组，FSH、LH、CD^{8+}均低于对照组，两组比较差异有统计学意义（$P < 0.05$）。说明还少胶囊联合戊酸雌

二醇片/雌二醇环丙孕酮片复合包装治疗卵巢早衰疗效显著，可有效缓解临床症状，调节性激素水平，促进卵巢功能恢复，增强细胞免疫功能，具有一定的临床推广应用价值。

（五）小结

《傅青主女科》记载，"经水出诸肾""肾虚何能盈满而化经水"。说明肾精亏虚，天癸不能按时满盈，可引发闭经。脾为后天之本，脾气亏虚可致生化乏源，冲任血海空虚，月经停闭。故治疗闭经多重视补益脾肾。还少胶囊中熟地黄、枸杞子、山茱萸、褚实子、五味子可益肾阴、补肝阴，杜仲、肉苁蓉、巴戟天、牛膝温肾阳，诸药共用补益先天之本，同时山药、茯苓健脾和胃，强健后天之本，使冲任满、血自溢、诸虚之症得清，经血按时而至。

五、还少胶囊治疗痛经的临床研究

（一）现代医学对本病的认识与治疗

1. 基本概念 痛经是指经前经后或月经期出现周期性下腹部疼痛、坠胀，伴有腰痛或其他不适，影响正常工作及生活。痛经分为原发性和继发性两类：原发性痛经指生殖器官无器质性病变的痛经，占痛经90%以上；继发性痛经指由盆腔器质性疾病引起的痛经。

2. 病因

（1）前列腺素释放增多：原发性痛经的发生与行经时子宫内膜释放前列腺素（PG）有关。经证实，痛经患者子宫内膜和月经血中 $PGF_2\alpha$ 和 PGE_2 含量较正常妇女升高，$PGF_2\alpha$ 升高可引起子宫平滑肌过度收缩，血管痉挛，子宫肌层缺血、乏氧而导致痛经。

（2）精神、神经因素：焦虑、恐惧等情志刺激均可通过中枢神经系统刺激盆腔神经纤维而引起疼痛。

3. 临床表现

（1）病史：应注意有无起居不慎、情志刺激、经期感寒或过食生冷等病史。

（2）临床表现：经期或行经前后下腹疼痛，为阵发性疼痛、痉挛性疼痛或胀痛，多伴下坠感，可放射至腰骶部及大腿内侧，痛甚可伴面色苍白、出冷汗、手足凉、恶心、呕吐、昏厥等。

（3）体格检查：无异常发现。

（4）辅助检查：经血前列腺素测定，一般 $PGF_2\alpha$ 值异常升高。必要时可行彩超和腹腔镜检查，以除外器质性病变。

4. 治疗

（1）一般治疗：精神安慰，解除顾虑，疼痛难以忍受时应适当应用镇痛、镇静药。

（2）前列腺素合成酶抑制剂：可阻断前列腺素的合成，常用药物有布洛芬、酮洛芬、氟芬那酸、吲哚美辛栓等。

（3）短效避孕药：可抑制排卵，减少 PG 合成及子宫收缩，缓解疼痛，适用于要求避孕者。

5. 预防与调护

（1）调节精神状态，保持心情舒畅，消除焦虑、紧张心理。

（2）保证良好的生活习惯，包括充足的睡眠，适当的锻炼，戒烟戒酒等。

（3）经期多增强营养，补充维生素和矿物质。

（4）注意经期卫生及保健，避免感寒受凉。

（二）中医学的认识与治疗

中医学认为痛经的发生与冲任胞宫的周期性气血变化密切相关。主要病机在于邪气内伏或精血素虚。更值经行前后冲任气血变化急骤，导致其运行不畅，胞宫经血运行受阻，以致"不通则痛"；或冲任胞宫失于濡养，"不荣则痛"，从而引起痛经。病因概述如下。

1. 气滞血瘀 素多抑郁，或忿怒伤肝，肝郁气滞，又值经前及经期气血下注冲任，胞脉气血更加壅滞，"不通则痛"。

2. 寒凝血瘀 经期冒雨涉水，或感寒饮冷，或久居湿地，寒客冲任胞宫，血为寒凝，又值经前及经期气血下注冲任，胞脉气血更加瘀滞，"不通则痛"。

3. 湿热瘀阻 素有湿热内蕴，或经期产后摄生不慎，感受湿热之邪，与血搏结，稽留冲任，蕴结胞中，气血不畅，又值经前及经期气血下注冲任，胞脉所滞更甚，"不通则痛"。

4. 气血虚弱 素体气血不足，或脾胃亏虚，或大病久病，气血化源不足，经后冲任气血更虚，胞脉失养，"不荣则痛"。

5. 肝肾亏损 先天禀赋不足，或房劳多产，或久病耗伤精血，导致肝肾不足，精血亏少，经后精血更亏，胞脉失于濡养，"不荣则痛"。

痛经的辨证主要根据疼痛发生的时间、部位、性质，结合月经的期、量、色、质及兼症、舌脉、体质状况等以辨其寒热虚实。一般痛在经前、经期多属实，痛在经后多属虚；痛甚于胀，经血色暗夹血块多为血瘀；胀甚于痛，伴经血排出不畅者多属气滞；绞痛、冷痛、得热痛减者为寒；灼痛得热痛增多为热；痛在少腹，兼有乳房胀痛者，病多在肝；痛连腰骶，伴头晕、耳鸣者多为肾虚。

本病的治疗原则，以调理冲任气血为主。注意区别痛时与平时的治法不同，以及根据月经周期不同阶段，冲任气血变化的不同而调之。痛时缓急止痛以治标，于痛前3～5天开始服药，用至痛止；平时审因辨证以治本，需连续治疗3个月经周期以上。经前冲任二脉气实血盛，易生阻滞，宜理气活血以行滞；经后血随经去，血海空虚，治多养血益气以补虚。

（三）临床报道

刘淑杰等在"还少汤加减在妇科临床中的运用体会"中报道：患者，20岁，于2009年3月20日就诊。主诉为经间期出血伴腹痛1年余。平素月经干净后1周左右，即见阴道少量出血持续近1周，反复发作，曾治疗半年，未见明显好转。刻下症为经间出血量少色淡，伴腰酸冷，小腹偶痛，经期腹痛1日，怕冷，喜热敷，舌质淡红，苔薄白，脉细弱。月经来潮第3日晨起查性激素六项，提示促黄体激素、雌二醇低于正常值，月经干净查B超提示无异常。诊断为排卵期出血，痛经。辨证为脾肾阳虚。治以健脾温肾，方以还少汤加减。药物如下：熟地黄10g，山药10g，枸杞子10g，山茱萸10g，五味子6g，牛膝10g，肉苁蓉10g，巴戟天10g，杜仲10g，小茴香10g，石菖蒲6g，远志6g，茯苓10g，楮实子10g，大枣5个。每日1剂，水煎服。于月经干净即服，经期不用。连服3个月经周期，经间期出血，经期腹痛均消失，复查性激素六项，提示正常。1年后回访，诸症未见反复。

（四）小结

痛经与排卵有关，经间排卵期是阴转化为阳的重要时期，若转化顺利，排出卵子，阳气始旺。若排卵期的转化不顺利，阴阳不能顺利交接，可发为痛经。还少胶囊中肉苁蓉、巴戟天、杜仲、牛膝、小茴香助命火，补肾气，熟地黄、山茱萸、枸杞子、楮实子、五味子滋阴补肾，侧重阴中求阳，有利于经间期重阴转阳，也为阳长奠定了基础，从而取效。

六、还少胶囊治疗更年期综合征的临床研究

（一）现代医学对本病的认识与治疗

1. 基本概念 过去一直使用"更年期"这个名词，1994年世界卫生组织提出"更年期"的定义欠准确，始改用"围绝经期"。女性绝经前后这段时期因性激素波动或减少所致的一系列躯体及精神心理症状，称为"围绝经期综合征"。据统计，在我国40～59岁的女性中，50%以上存在不同程度的绝经相关症状或疾病。围绝经期分为绝经前期、绝经期和绝经后期三个阶段，年龄在40～65岁。

2. 病因

绝经前后最明显的变化是卵巢功能衰退，随后表现为下丘脑－垂体功能退化。

（1）雌激素：卵巢功能衰退的最早征象是卵泡对促卵泡生成素敏感性降低；卵泡对促性腺激素刺激的抵抗性逐渐增加。

（2）孕激素：绝经过渡期卵巢仍有排卵功能，因而有孕酮分泌，但由于卵泡期发育时间长，黄体功能不全，致孕酮量减少。

（3）雄激素：绝经后产生的雄激素是睾酮和雄烯二酮。由于绝经后雌激素显著降低，使循环中雄激素与雌激素的比例显著上升；性激素结合球蛋白降低，游离雄激素增高，因而绝经后有些妇女出现轻度多毛。

（4）促性腺激素：绝经过渡期仍有排卵的妇女，其促卵泡生成素（FSH）在多数周期中升高，而促黄体生成素（LH）还在正常范围，但 FSH/LH 仍 < 1。绝经后 FSH、LH 明显升高，FSH 升高更为显著，FSH/LH > 1。自然绝经 1 年内，FSH 能上升 13 倍，而 LH 仅上升 3 倍，绝经 2～3 年内，FSH/LH 达最高水平，以后随年龄增长逐渐下降，但仍在较高水平。

（5）促性腺激素释放激素：绝经后 GnRH 分泌增加，并与 LH 相平衡。

（6）抑制素：绝经后妇女血抑制素浓度下降，较雌二醇下降早且明显，可能成为反映卵巢功能衰退更敏感的指标。

3. 诊断要点

（1）病史：发病年龄多在 45～55 岁，若在 40 岁之前发病者，应考虑为卵巢早衰。注意询问发病前有无工作、生活的特殊改变，有无精神创伤及双侧卵巢切除或放射治疗史。

（2）临床表现

①月经变化：主要为月经周期延长，或闭经，或月经周期不规律等；经血量表现为减少或突然增多甚至大出血。

②血管舒缩综合征：即出现潮红、出汗、心悸、眩晕等症状，发作次数不等，持续数秒钟至数分钟。

③精神症状：常有焦虑、抑郁、激动、喜怒无常、脾气暴躁、记忆力下降、注意力不集中、失眠多梦等。

④泌尿生殖系统变化：盆底松弛，乳房下垂，阴道黏膜变薄、皱襞消失、分泌物减少，性交疼痛，有时出现尿频、尿急、尿失禁等症状。

此外，部分绝经后妇女可患骨质疏松症，伴有腰酸背痛、肌肉关节疼痛等，易发生脂代谢异常、动脉粥样硬化、心脑血管疾病。

（3）体格检查：可见内、外生殖器官不同程度萎缩，宫颈及阴道分泌物减少。

（4）辅助检查：激素水平检测，包括雌激素、雄激素、孕激素、血清促卵泡生成素（FSH）、雌二醇（E_2）等，阴道脱落细胞涂片检查显示雌激素水平不同程度的低落，对本病的诊断有参考意义。

4. 治疗

（1）性激素补充疗法（HRT）：在卵巢功能开始减退及出现相关症状后即可应用。停止HRT治疗时，一般应缓慢减量或间歇用药，逐步停药。治疗以雌激素为主，辅以孕激素。

（2）非激素类药物：对有血管舒缩症状及精神神经症状者，可口服盐酸帕罗西汀；防治骨质疏松可选用钙剂（碳酸钙、磷酸钙、氯酸钙、枸橼酸钙等）和维生素D、降钙素、双磷酸盐类等制剂。

5. 预防与调护

（1）普及卫生知识，提高妇女对本病的认识，予以精神安慰，消除顾虑，调整患者心态。

（2）鼓励适度参加文娱活动，增加日晒时间，摄入足量蛋白质及含钙丰富食物以预防骨质疏松。

（3）鼓励患者积极参加体育锻炼，以改善体质、增强抵抗力，防止早衰。

（4）饮食应适当限制高脂、高糖类物质的摄入，注意补充新鲜水果、蔬菜，尤其是钙、钾等矿物质含量高的食物。

（5）定期进行体格检查，尤其要进行妇科检查，包括防癌检查，必要时行内分泌检查。

（二）中医学对本病的认识与治疗

本病属于中医"经断前后诸证""绝经前后诸证"的范畴。绝经前后，天癸将绝，肾气渐虚，肾阴阳失调，易波及其他脏腑，故本病之本在肾，常累及心、肝、肾等多脏、多经，致使本病证候复杂。但因妇女一生经、孕、产、乳等数伤于血，易处于"阴常不足，阳常有余"的状态，所以临床以肾阴虚为多见。病因概述如下。

1. 肝肾阴虚 素体阴虚，或房劳多产，或大病久病，损伤肝肾之阴。若肾阴不足，水不涵木，肝失柔养，肝阴不足，故肝肾阴虚，肝阳上亢为患。

2. 肾虚肝郁 肝肾同源，肾阳亏虚，肝血不足，肝失濡养，疏泄失常，肝气失调，导致肾虚肝郁，出现烦躁易怒、乳房胀痛、月经紊乱诸症。

3. 心肾不交 心为君火，肾主元阴，肾阴不足，天癸渐竭，肾水不能上济于心，心火独亢，热扰心神，神明不安，从而出现虚烦失眠、多梦健忘等心肾不交之症。

4.肾阴阳两虚 素体肾虚，绝经前后，肾气由盛渐衰，肾气益虚。肾藏元阴而寓元阳，久之肾阴亏损，阴损及阳，或肾阳亏虚，阳损及阴，终致肾阴阳俱虚为患。

辨证论治方面，本病以肾虚为本，病理变化则以肾阴、肾阳平衡失调为纲，所以辨证之关键在于辨清阴阳属性。阴虚者，必见腰膝酸软、头晕耳鸣、烘热汗出、潮热颧红等阴虚内热证；阳虚者，必见腰膝酸冷、肢冷畏寒、小便清长、大便稀溏等阳虚内寒证；阴阳俱虚者，则寒热错杂，阴阳两证同时并见。对于本病的治疗重在补肾气，即采用平补肾之阴阳，以催化肾气，滋育天癸。若偏于肾阴虚者，治以滋阴补肾；偏于肾阳虚者，治以温阳补肾；肾阴肾阳俱虚者，治以阴阳双补。肾虚涉及他脏同病者，加以调肝、健脾、强心、壮骨、健髓营脑、调理气血等。

（三）临床报道

丁建伟等在"还少丹治疗围绝经期综合征126例"中报道：选择江苏省苏州市中医医院126例围绝经期综合征患者，年龄42～57岁，其中已停经者88例，月经紊乱者38例。经心电图、B超、X线等检查并结合其病史及临床症状，排除心脏病、结核、附件肿瘤、甲亢等器质性疾病。治疗方法为先服用还少丹加减方，水煎服，每日1剂，2周后改还少丹胶囊5粒，早晚各1次，连服2～3月。结果显示，治愈（烘热汗出、烦躁、易怒等情志症状消除）88例，好转29例，未愈9例，总有效率92.9%。

王建国等在"还少胶囊治疗女性更年期综合征65例"中报道：选择江苏省淮安市洪泽区人民医院130例围绝经期综合征患者，随机分为治疗组和对照组。治疗组65例，其中绝经前期（无排卵性月经期）34例，绝经期（停经1年以内）18例，绝经后期（1年以后）13例；平均年龄50.8岁。对照组65例，其中绝经前期（无排卵性月经期）36例，绝经期（停经1年以内）17例，绝经后期（1年以后）12例；平均年龄50.2岁。两组一般资料经统计学处理无显著性差异（$P > 0.05$），具有可比性。对照组为口服尼尔雌醇片，每月2mg，1次/月。治疗组口服还少胶囊，5粒/次，3次/日。两组均服药3个月，每2周复诊1次，疗程结束作指标检测，6个月时随访并统计疗效。结果表示，治疗组65例中，治愈48例，有效13例，无效4例，总有效率为93.85%。对照组65例中，治愈（失眠健忘，心悸怔忡，头晕目眩，耳鸣，面色潮红，盗汗，骨蒸潮热，烦躁易怒，腰膝酸软等症状消除，6个月内未复发者）39例，有效23例，无效3例，总有效率为95.38%。两组治愈率比较具有显著性差异（$P < 0.05$）。

（四）合并用药

辜卫红等在"中重度围绝经期综合征患者不同治疗方法的临床分析"中报道：选择2012年1月至2014年2月江苏省淮安市妇幼保健院更年期门诊确诊患有中重度围绝经期综合征进行治疗并定期随访的妇女216例，回顾性分析患者的临床资料。单纯激素补充治疗（HT）组60例，单纯中医药治疗组90例，激素补充和中医药综合治疗组66例。于治疗3个月后随访症状改善和不良反应情况。结果显示，各组在治疗3个月后患者的临床症状均有不同程度改善，单纯激素补充治疗（补佳乐＋地屈孕酮，治疗剂量均按个体化最低有效剂量）、单纯中医药治疗（还少胶囊治疗，3粒/次，3次/日）、激素补充和中医药综合治疗组（须按照激素补充的相关流程执行，在此基础上加服还少胶囊）总有效率分别为90%、82%、100%，3组比较，差异均具有统计学意义（χ^2=13.160，$P < 0.01$）。单纯激素补充治疗、单纯中医药治疗、激素补充和中医药综合治疗组治疗3个月不良反应分别为27例（45%）、1例（1%）、4例（6%），差异有统计学意义（χ^2=60.720，$P < 0.01$），中医药治疗组、综合治疗组不良反应发生率低于单纯激素治疗组，差异有统计学意义（P 均 < 0.01），中医药治疗组和综合治疗组比较，差异无统计学意义（$P > 0.05$）。说明在治疗中重度围绝经期综合征时，对于有激素补充治疗适应证无禁忌证者，建议采取中西医综合治疗，对有激素补充禁忌证或不愿意激素补充治疗者，中医药治疗也有不错的效果。表明还少胶囊单独或联合治疗可有效缓解和治疗围绝经期相关症状。

（五）小结

人体的自然盛衰过程由肾气所主，肾气为五脏六腑之本，也是维持阴阳之根本。妇女在绝经前后，生理上随着肾气的衰减，天癸衰少，精血日趋不足，出现肾的阴阳失调。故治疗此病当以调节阴阳为首要任务。还少胶囊中熟地黄、山茱萸、枸杞子、五味子、楮实子益肾滋阴，固肾精；肉苁蓉、巴戟天、杜仲、小茴香温阳补肾，助命火；山药、茯苓益气健脾养血；远志、石菖蒲交通心肾，水火既济。全方助阳而不燥，滋阴而不腻，恰切病机，疗效显著。

七、还少胶囊治疗盆腔炎性疾病的临床研究

（一）现代医学对本病的认识与治疗

1. 基本概念　盆腔炎性疾病（pelvic inflammatory disease，PID）指女性上生殖道及其周围组织的一组感染性疾病，主要包括子宫内膜炎、输卵管炎、输卵管卵巢炎、盆腔腹膜炎。炎症可局限于一个部位，也可同时累及几个部位，以输卵管炎、输卵

管卵巢炎最常见。盆腔炎性疾病多发生在性活跃期、有月经的女性，初潮前、无性生活和绝经后女性很少发生盆腔炎性疾病，即使发生也常常是邻近器官炎症的扩散。盆腔炎性疾病若未能得到及时、彻底治疗，可导致不孕、输卵管妊娠、慢性盆腔痛，炎症反复发作，可严重影响妇女的生殖健康，且增加家庭与社会经济负担。

2. 病因

（1）产后、流产后感染：妇女产后或流产后，体质虚弱，如分娩致产道损伤，或流产造成裂伤，流血过多，或有胎盘、胎膜组织残留等，病原体易侵入子宫腔而引起感染。

（2）子宫腔内手术操作后感染：如放置宫内节育器、刮宫术、输卵管通液术、子宫输卵管造影、宫腔镜检查等，由于无菌操作不严或术前适应证选择不当，或生殖道原有慢性炎症经手术干扰，可引起感染并扩散。

（3）经期及产褥期卫生不良：经期及产褥期时子宫内膜的剥脱面，其扩张的血窦及凝血块为细菌的良好滋生环境，加之抵抗力减弱，如不注意卫生，或经期行性生活等均可使病原体侵入子宫腔而引起炎症。

（4）下生殖道感染：如淋病奈瑟菌性子宫颈炎、衣原体性子宫颈炎及细菌性阴道病等下生殖道感染上行蔓延可引起 PID。

（5）邻近器官炎症直接蔓延：如阑尾炎、腹膜炎、膀胱炎等。

（6）PID 再次急性发作：PID 所致的盆腔广泛粘连、输卵管损伤、输卵管防御能力下降，容易造成再次感染，导致急性发作。

引起盆腔炎性疾病的病原体有内源性及外源性两种来源。内源性病原体包括需氧菌及厌氧菌，主要的需氧菌及兼性厌氧菌有金黄色葡萄球菌、溶血性链球菌、大肠埃希菌等，厌氧菌有脆弱类杆菌、消化球菌、消化链球菌等。外源性病原体主要为性传播疾病的病原体，常见病原体为淋病奈瑟菌、沙眼衣原体、支原体。这些病原体的主要感染途径有：①沿生殖道黏膜上行蔓延，如淋病奈瑟菌、沙眼衣原体及葡萄球菌等。②经淋巴系统蔓延，如链球菌、大肠埃希菌、厌氧菌等。③经血循环传播，如结核菌等。④直接蔓延，如阑尾炎等。

3. 诊断要点

（1）病史：多有近期妇产科手术、盆腔炎史，或经期、产后不注意卫生，或房事不节等。

（2）临床表现：轻者无症状或症状轻微。常见症状为下腹痛、阴道分泌物增多。腹痛为持续性，活动或性交后加重。若病情严重可出现发热甚至高热、寒战、头痛、食欲缺乏。月经期发病可出现经量增多、经期延长。若有腹膜炎，出现消化系统症状如恶心、呕吐、腹胀、腹泻等。伴有泌尿系统感染可有尿频、尿急、尿痛症状。若有脓肿形成，可有下腹包块及局部压迫刺激症状；包块位于子宫前方可出现膀胱刺激症状，如排尿困难、尿频，若引起膀胱炎还可伴有尿痛等；包块位于子宫后方可有直肠刺激症状；包块若在腹膜外可致腹泻、里急后重感和排便困难。若有输卵管炎的症状及体征，并同时有右上腹疼痛者，应怀疑有肝周围炎。

（3）体格检查：患者体征差异较大，轻者无明显异常发现，或妇科检查仅发现宫颈举摆痛或宫体压痛或附件区压痛。严重病例呈急性面容，体温升高，心率加快，下腹部有压痛、反跳痛及肌紧张，甚至出现腹胀，肠鸣音减弱或消失。

妇科检查：阴道可见脓性臭味分泌物；宫颈充血、水肿，将宫颈表面分泌物拭净，若见脓性分泌物从宫颈口流出，说明宫颈管黏膜或宫腔有急性炎症。穹窿触痛明显，需注意是否饱满；宫颈举摆痛；宫体稍大，有压痛，活动受限；子宫两侧压痛明显，若为单纯输卵管炎，可触及增粗的输卵管，压痛明显；若为输卵管积脓或输卵管卵巢脓肿，可触及包块且压痛明显，不活动；宫旁结缔组织炎时，可扪及宫旁一侧或两侧片状增厚，或两侧宫骶韧带高度水肿、增粗，压痛明显；若有盆腔脓肿形成且位置较低时，可扪及后穹窿及侧穹窿有肿块且有波动感，三合诊常能协助进一步了解盆腔情况。

（4）辅助检查：包括血常规、血沉、C反应蛋白、尿液检查、彩超、腹腔镜检查、病原体培养等。

4. 治疗　主要为抗生素药物治疗。抗生素可清除病原体，改善症状及体征，减少后遗症。可根据病史、临床表现及当地的流行情况给予经验性治疗，选择广谱抗菌药物以覆盖可能的病原体，包括淋病奈瑟菌、沙眼衣原体、支原体、厌氧菌和需氧菌等，可根据实验室检测结果调整用药。必要时需手术治疗，包括病灶切除、脓肿引流。

5. 预防与调护

（1）高蛋白、高热量、高维生素饮食，注意多饮水。

（2）注意休息，保证睡眠，坚持有规律的生活。

（3）养成良好的卫生习惯，勤换内裤、会阴垫，保持外阴清洁、干燥，不用刺激性药物或肥皂擦洗外阴，避免搔抓。

（4）加强体育锻炼，提高身体抵抗力。

（5）注意性生活卫生，减少性传播疾病。

（二）中医学的认识与治疗

中医古籍无盆腔炎性疾病之名，根据其临床表现可参照中医学的"产后发热""妇人腹痛""癥瘕"等辨证论治。本病的主要机理为湿、热、瘀交阻于子宫、胞络致冲、任、带三脉功能失常。病因概述如下。

1. 热毒炽盛 经期、产后、流产后因手术损伤，胞脉空虚，气血不足，或房事不节，邪毒内侵，客于胞宫，滞于冲任，化热酿毒，则致高热、腹痛不宁。

2. 湿热瘀结 经行、产后余血未净，湿热内侵，与瘀血相搏，阻滞冲任，瘀结不畅，瘀热互结，滞于少腹，伤及任带，则腹痛、带下日久，缠绵难愈。

本病治疗以清热解毒为主，祛湿化瘀为辅。遵循"急则治其标，缓则治其本"的原则，高热阶段属实属热，故以清热解毒为主；热减或热退，则以祛湿化瘀、消癥散结为法；若邪盛正衰，正不胜邪，出现阳衰阴竭之征，则以急救为先，宜中西医结合积极救治。

（三）临床报道

刘淑杰等在"还少汤加减在妇科临床中的运用体会"中报道：患者 41 岁，于 2010 年 6 月 29 日就诊，主诉为下腹痛 3 年余，常因劳累及性生活后反复发作，外院诊为"盆腔炎"，曾抗炎、中药治疗，疗效欠佳，严重影响工作及生活。刻下症为小腹坠胀痛，两侧少腹隐痛，伴带下清稀量多，腰酸冷，肛门坠胀，面色萎黄，气短乏力，不能久行，纳呆，夜寐欠安，舌质淡，苔薄白，脉沉细弱。妇检示宫颈炎（轻度）、举痛，子宫正常大小、压痛，两侧附件增厚、压痛。B 超提示盆腔积液。西医诊断：慢性盆腔炎。中医诊断：带下，辨证为脾肾阳虚，兼气滞血瘀。治以健脾温肾、理气化瘀止痛，方以还少汤加减。药物如下：熟地黄 10g，山药 10g，枸杞子 10g，山茱萸 10g，牛膝 10g，巴戟天 10g，杜仲 10g，小茴香 10g，石菖蒲 6g，远志 6g，茯苓 10g，失笑散 10g，荔枝核 10g，白蒺藜 10g，夜交藤 15g。每日 1 剂，水煎服。服药 7 剂，诸症明显缓解；服药 3 个月，恢复正常工作及生活。

（四）合并用药

吕伯中在"还少胶囊联合丹黄祛瘀胶囊治疗慢性盆腔炎 48 例临床观察"中报道：选取江苏省无锡市妇幼保健院妇科 2008 年 2 月至 2012 年 6 月门诊 96 例慢性盆腔炎患者，随机分为治疗组和对照组。治疗组 48 例，年龄为 23～45 岁，平均（34.90±6.68）岁；病程为 4～48 个月，平均（11.81±9.17）个月。对照组 48 例，年龄为 22～45 岁，平均（33.85±7.00）岁；病程 3～48 个月，平均（11.95±11.21）个月。2 组一般资料比较差异无统计学意义（$P > 0.05$），具有可比性。对照组药物为丹黄祛瘀胶囊（吉林龙鑫药业有限公司）4 粒，每日 3 次口服；头孢克肟分散片（华润双鹤药业股份有限公司）0.5mg，每日 1 次口服。治疗组药物为丹黄祛瘀胶囊（吉林龙鑫药业有限公司）4 粒，每日 3 次口服；还少胶囊（重庆三峡云海药业股份有限公司）5粒，每日2次口服。在月经来潮第5日开始服用药物，至下次月经来潮停药，连服2个周期。结果显示，2组痊愈率及总有效率比较差异均有统计学意义（$P < 0.05$），治疗组痊愈率及总有效率均优于对照组。2组治疗后全血高切黏度、全血低切黏度、血浆黏度、纤维蛋白原及血细胞聚集指数水平变化与本组治疗前比较差异有统计学意义（$P < 0.05$），均较本组治疗前明显降低；治疗组治疗后全血高切黏度、全血低切黏度、血浆黏度、纤维蛋白原及血细胞聚集指数水平变化，与对照组治疗后比较差异有统计学意义（$P < 0.05$），治疗组各项指标均低于对照组。2组治疗后主要症状及局部体征积分变化与本组治疗前比较差异有统计学意义（$P < 0.05$），均较本组治疗前明显降低；治疗组治疗后主要症状及局部体征积分变化与对照组治疗后比较差异有统计学意义（$P < 0.05$），治疗组主要症状及局部体征积分低于对照组。说明采用还少胶囊联合丹黄祛瘀胶囊治疗慢性盆腔炎临床效果明显优于头孢克肟分散片联合丹黄祛瘀胶囊治疗，可以更好地改善患者临床症状及体征，促进炎症的消除和吸收，改善患者血液流变学指标，值得临床推广。

（五）小结

盆腔炎性疾病多与湿热、瘀血有关，但病程日久，可伤及脾肾，使正气受损，虚实夹杂，单纯活血化瘀疗效不佳。还少胶囊中熟地黄、枸杞子、山茱萸、五味子、楮实子培补肾阴，肉苁蓉、杜仲、巴戟天温补肾阳，山药、茯苓健脾，牛膝活血祛瘀，补益脾肾，兼顾活血，适用于慢性盆腔炎脾肾亏虚型的治疗。

第三节　还少胶囊治疗神经内科疾病临床研究

一、神经内科疾病临床基础

（一）历史沿革

中医学认为，西医的神经内科疾病的发生与脑的关系非常密切。中医研究脑病的历史已有两千多年，战国时期的《黄帝内经》已对脑的解剖、生理认识形成雏形。《灵枢·海论》言"脑为髓之海，其输上在于其盖，下在风府""头之大骨为二尺六寸""颅至顶一尺二寸"。经测算，这些数据与现代的脑的解剖结构数据非常接近。

《黄帝内经》已对许多脑病的发病机制有了初步认识。如《素问·至真要大论》曰："诸风掉眩，皆属于肝。"《素问·奇病论》云："在母腹中时，其母有所大惊，气上而不下，精气并居，故令子发为癫疾也。"发现癫疾与先天不足有关。《灵枢·天年》记载了老年人情感思维障碍与五脏气血盛衰有关，如"六十岁，心气始衰，苦忧悲……八十岁，肺气衰，魄离故言善误"。

汉代张仲景在《金匮要略·中风历节病脉证并治》已明确把中风分为中络、中经、中腑、中脏，认为"络脉空虚"，风邪入中是中风的发病机制。《金匮要略·妇人杂病脉证并治》还记载了脏躁、梅核气等病，并观察到多发生于女性，所提出的甘麦大枣汤、半夏厚朴汤仍使用至今。隋代巢元方《诸病源候论》详细论述了中风候、风癔候、风口喝候等，均属于脑病范畴，还根据不同的病因把痫证分为风痫、惊痫、食痫、痰痫等。唐代孙思邈所著的《千金要方》是脑病学说的第一次较为完整的理法方药论述，创制了多种脑病治疗方剂，如治疗中风的小续命汤、大续命汤，治疗癫痫的虎睛丸，治疗神志恍惚的镇心丸，治疗健忘的菖蒲益智丸等。

金元时期，中风在病因学说上得到很大的发展。刘河间首次以"内风"立论，力主"心火暴甚"之说，并明确认为中风有先兆症状，开创中风从外因论转向内因论的先河，对后世中风病因论治产生了重大影响。刘河间自创著名的地黄饮子补益肾精，至今仍用治肾虚证中风和风痱。张子和明确指出中风有外风、内风之别，还强调中风治疗期间忌用酒醴厚味之物，以免助风生痰，也为今天临床调护所沿用。元代王履在《医经溯洄集·中风辨》首先提出中风有"类中风""真中风"之分，更指出"殊不知因于风者，真中风也；因于火，因于气，因于湿者，类中风，而非中风也"。

明代李时珍在《本草纲目·辛夷》中明确指出"脑为元神之府，而鼻为命门之窍。人之中气不足，清阳不升，则头为之倾，九窍为之不利"。至此"脑为元神之府"成为著名论断，是我国关于脑与神的关系的鲜明观点，也对科学认识脑有重要贡献，早于西方的认识。明代张景岳《景岳全书·杂证谟》有"癫狂痴呆"专篇，指出痴呆是由郁结、不遂、思虑、惊恐多种病因积渐而成，临床表现"千奇万怪"，脉象"变易不常"，病位在心和肝胆经。治疗痴呆虚证，张景岳创立了七福饮，临床一直沿用至今。张景岳论治眩晕，认为"无虚不能作眩，当以治虚为主"，善用补益之剂，尤其推崇大补元煎、十全大补汤，常常以补肾填精、益气养血为先。

清代王清任在"脑髓学说"上有其突出贡献，他在《医林改错》著"脑髓说"专篇，其明确指出"灵机记性在脑者，因饮食生气血，长肌肉，精汁之清者，化而为髓，由脊骨上行入脑，名脑髓。盛脑髓者，名曰髓海"，指出脑为髓海，主管人的精神、意识、思维活动。他精辟而又系统地论证了脑与听觉、视觉、嗅觉、记忆等意识思维活动的密切关系，奠定了脑是心理器官的科学基础，指出"两耳通脑，所听之声归于脑……两目系如线，长于脑，所见之物归于脑……鼻通于脑，所闻香臭归于脑"，说明耳、目、鼻等感觉器官都有通道与脑直接相连，将外界刺激传导入脑，由脑产生相应的感觉。五官九窍的生理功能，是脑神生理功能的外在表现。

（二）脑的生理特点

脑为元神之府是中医对脑的生理功能的高度概括，中医学认为五脏六腑之精气，皆上注于头，而成七窍之用，故为精明之府。人体精神、意识、思维活动藏之于脑，从脑出发，以认识世界，维持人体与自然、社会的相对稳定状态，和调情绪。脑是人体全部精神意识思维活动的物质基础，是精神作用的控制系统，是精神意识活动的枢纽。具体来说，中医学认为人脑有以下功能。

1. 脑主宰人体的生命活动，是生命的枢机。

2. 脑主思维人的精神活动，包括思维意识和情志活动等，都是客观外界事物反映于脑的结果。

3. 脑主感觉认知，脑与全身经脉相互联系，五官七窍通于脑，而每一窍都有赖于脑神的作用，每种感觉的功能都是脑之功能活动的具体体现。

4. 脑主运动，脑统领肢体，与肢体运动紧密相关。

5. 脑主五官，目、舌、口、鼻、耳五官是五脏之外窍，人的视、听、言、动等功能，皆与脑有密切关系。

（三）病因病机

中医学认为外感六淫、七情内伤、饮食劳倦、久病失养均可导致脏腑失调而发生神经系统疾病，其病位在脑，与五脏关系密切，其病性属于"本虚标实"之候。

1. 先天禀赋不足，或过度劳累，或大病久病，或素体肾阴不足，则水不涵木，肝阳上亢，引动内风，风阳上扰清窍则神机失用。

2. 情志不遂，肝失疏泄，肝气郁结，气郁化火，肝火上扰清窍；或暴怒气逆，气血逆乱，气血并走于上，上冲于脑。

3. 饮食不节，或思虑过度，损伤脾胃，脾失健运，聚生痰浊，上蒙清窍；或痰气阻滞，瘀血内停，蒙塞清窍。

4. 起居不慎，或淋雨涉水，外感六淫，上犯头部，清阳之气受阻，气血不畅，则清窍不利。

（四）治疗特点

中医治疗神经内科疾病，是以中医理论为指导，针对每位患者的具体健康状况进行辨证施治，选择合理的治疗方法，从而预防疾病发生，促进患者的康复，改善患者的预后，改善患者的生活质量，促进患者回归社会，临床疗效显著。治疗上重在补虚泻实，常用醒神益智、补肾填精、活血化瘀、养心安神等治疗方法，并结合针刺、灸法、康复等一系列方法综合治疗，具有明显的中医特色。

二、还少胶囊治疗抑郁症的临床研究

（一）现代医学对本病的认识与治疗

1.基本概念 抑郁症又称抑郁障碍，是一类由各种原因引起，以显著且持久的情绪低落为主要临床特征的心境障碍，影响社会功能。目前临床上广泛使用的抑郁状态这一诊断，是指在抑郁障碍的患者中，部分病例其病情严重程度达中等或以上，超出患者所能承受或自我调整的能力，并且对其生活和社会均能造成影响，但并不一定达到或符合精神疾病的具体诊断标准。

2.病因

（1）遗传因素：抑郁障碍的发生与遗传素质密切相关，研究发现亲属同病率远高于一般人群，且血缘关系越近则发病率越高。

（2）生化因素：近年来有较多研究报道与抑郁障碍发病相关的生化因素假说，包括5-羟色胺假说、去甲肾上腺素假说、多巴胺假说、乙酰胆碱假说及 γ-氨基丁酸假说等。

（3）神经内分泌功能失调：近年来大量研究资料证实某些内分泌改变与心境障碍有关，包括下丘脑-垂体-肾上腺皮质轴、下丘脑-垂体-甲状腺轴及下丘脑-垂体-生长素轴的相关激素分泌异常，均可导致抑郁障碍的发生。

（4）心理社会因素：不利的社会环境对于抑郁障碍的发生有重要影响，这些因素主要为婚姻状况、经济状况、生活事件等。

（5）人格因素：人格特征中具有较为明显的焦虑、强迫、冲动等特质的个体易发生抑郁障碍。

（6）其他因素：如儿童期的不良经历、慢性躯体疾病、精神活性物质的滥用依赖、药物因素等，都可能造成患者出现抑郁障碍，或使原有的抑郁状态加重。

3.诊断要点

（1）病史：了解既往是否有过躁狂发作或精神病性症状发作病史，是否有自伤、自杀的想法及行为，现在的治疗情况及疗效，既往治疗的方法、药物使用情况，个人史，家族史等。

（2）临床表现

①心境低落：此为患者的核心症状，其大多数时间表现为忧心忡忡、郁郁寡

欢、愁眉苦脸、长吁短叹。处于抑郁状态的患者常感到闷闷不乐，无愉快感，做任何事都提不起劲。

②思维迟缓：患者思维联想速度缓慢，反应迟钝，思路闭塞，常伴随决断能力降低，变得优柔寡断、犹豫不决，甚至对一些日常小事也难以做出决定。

③意志活动减退：患者的意志活动呈现显著而持久的抑制，临床表现为行为缓慢、生活被动、懒散，不想做事，不愿和周围人接触交往，常独坐一旁，成整日卧床，不想工作，不愿外出，常独居，疏远亲友，回避社交。

④认知功能损害：主要表现为近记忆力下降，注意力障碍，警觉性增高，抽象思维能力差，学习困难，语言流畅性差，空间知觉、眼手协调及思维灵活性等能力减退。

⑤躯体证候：主要表现为睡眠障碍、乏力、食欲减退、体重下降、便秘、身体任何部位的疼痛、性欲减退、阳痿、闭经等。躯体不适的感觉可涉及各脏器，表现为恶心、呕吐、心慌、胸闷、出汗等，自主神经功能失调的症状也较常见。

⑥其他表现：绝大多数患者会出现兴趣减退及愉快感缺乏，患者常常无法从日常生活及活动中获得乐趣，即使对以前非常感兴趣的活动也难以提起兴趣。部分患者会出现疲劳感，活力减退或丧失，初期患者有"力不从心"的感觉。

（3）体格检查：对怀疑为抑郁障碍的患者均应做全面的体格检查，包括神经系统检查，以排除躯体疾病的可能，同时也有助于发现一些作为患病诱因的躯体疾病。

（4）辅助检查

①一般检查：包括血糖、甲状腺功能、心电图、CT 或 MRI 等检查项目。

②精神检查：主要采用与患者交谈的方式进行，这是在抑郁障碍的诊断中非常重要及关键的项目。主要内容包括一般表现（意识、定向力、接触情况、日常生活表现等）、认识过程（包括感知觉、注意力、思维障碍、记忆力、智能、自知力等）、情感活动、意志及行为表现等，尤其要注意患者的情绪活动。

③抑郁量表：评定抑郁障碍的临床评定量表较多。从性质上看，大多可分为自评量表与他评量表两类，其中属于前者的有 Zung 编制的抑郁自评量表（Self-ratingdepression scale，SDS）及 9 条目简易患者健康问卷（PHQ-9）；属于后者的包括汉密尔顿抑郁量表（Hamilton depression scale，HAMD）和蒙哥马利抑郁量表（Montgomery-Asberg Depression Rating Scale，MADRS）。

4. 治疗

（1）抗抑郁药物治疗：是当前各种抑郁障碍的主要治疗方法。

1）急性期治疗（2～3个月）：控制症状，尽量达到临床治愈与促进功能恢复到病前水平，提高患者生活质量。

2）巩固期治疗（4～9个月）：在此期间患者病情不稳定，复燃风险较大，原则上应继续使用急性期治疗有效的药物，并强调治疗方案、药物剂量、使用方法均保持不变。

3）维持期治疗：维持治疗时间的研究尚不充分，一般倾向至少2～3年，多次复发（3次或以上）以及有明显残留症状者主张长期维持治疗。

4）药物种类及用法：抗抑郁药物发展迅速，目前多按照药物功能及其作用机制进行分类，主要药物种类如下。①5-羟色胺（5-hydroxytryptamine，5-HT）再摄取抑制剂，如氟西汀、帕罗西汀、舍曲林、氟伏沙明等；②选择性5-HT及去甲肾上腺素（norepinephrine，NE）再摄取抑制剂，如文拉法辛、度洛西汀；③NE及特异性5-HT能抗抑郁药，如米氮平；④5-HT平衡抗抑郁药，如曲唑酮、奈法唑酮；⑤NE及多巴胺再摄取抑制剂，如安非他酮；⑥单胺氧化酶A的抑制剂，如吗氯贝胺等；⑦其他，包括选择性NE再摄取抑制剂如瑞波西汀，5-HT再摄取激动剂如噻奈普汀等。此外，还有经典抗抑郁药三环类药物，如阿米替林、米帕明、多塞平、氯米帕明等。

（2）心理治疗：常用的主要有支持性心理治疗、动力学心理治疗、认知疗法、行为治疗、人际心理治疗、婚姻和家庭治疗等。心理治疗常与药物治疗联合使用。轻中度的抑郁症患者可以单独使用心理治疗，但不主张对重度抑郁症患者单独使用心理治疗。

5. 预防与调护

（1）舒解压力，维持稳定的情绪状态。

（2）尝试参加社交活动，与亲友保持沟通。

（3）戒烟酒，合理饮食。

（4）适度锻炼身体，保证充足的睡眠，不熬夜，不要过于劳累。

（二）中医学的认识与治疗

本病可归属于中医"郁证"范畴进行论治。情志失调是郁证的基本病因，尤以郁怒、悲忧、思虑太过最易致病，导致肝失疏泄，脾失健运，心失所养，脏腑阴阳气血失调，病位主要在肝，可涉及心、脾、肾。病因病机概述如下。

1. 郁怒不畅 因情志不遂，或郁怒伤肝，使肝失条达，气机郁滞不畅成气郁，这是郁证主要的病机。气郁日久，血液循行不畅而形成血郁；若气郁日久化火，则发生肝火上炎的病变，而形成火郁。

2. 忧愁思虑 因长期情志抑郁，思虑不解，劳倦伤脾，或肝郁抑脾，均能使脾失健运，水谷不得运化，蕴湿生痰，可发展为湿郁、热郁等证。

3. 情志过极 情志不畅，谋虑不遂，耗伤心气，营血渐宁，心失所养，神失所主；若久郁伤脾，饮食减少，生化乏源，则可致气血不足，心脾两虚；郁火暗耗营血，阴虚火旺，久则心肾同病。

郁病初起以气滞为主，气郁日久，则可引起血瘀、化火、痰结、湿停等病机变化，病性属实；日久则易由实转虚，随其影响的脏腑及耗损气血阴阳的不同而形成心、脾、肝、肾亏虚的不同病变。临床上以虚实夹杂较多见。

理气开郁、调畅气机、怡情易性是治疗郁证的基本原则。对于实证，首当理气开郁，并应根据是否兼有血瘀、化火、痰结、湿滞等而分别采用活血、降火、化痰、祛湿等法。虚证则应根据损及的脏腑及气血阴精亏虚的不同而补之，或养心安神，或补益心脾，或滋养肝肾。对于虚实夹杂者，又当兼顾。除药物治疗外，精神治疗对郁证有极为重要的作用。

（三）临床报道

陈宁红等在"还少胶囊抗抑郁的临床研究"中报道：选取江苏省南京市鼓楼医院门诊 2008 年 10 月至 2009 年 4 月 70 例符合我国精神疾病分类方案与诊断标准第 3 版（CCMD-3）抑郁症诊断标准，并且汉密顿抑郁量表（HAMD）17 项评分 ≥ 18 分的病例，随机分为还少组和氟西汀组各 35 例。还少组给予还少胶囊 10 粒 / 日，氟西汀组给予盐酸氟西汀（开克）20mg/d，连续给药 8 周。在治疗前及治疗第 4 周和第 8 周，采用 HAMD 评分，并评定疗效。结果显示，与治疗前相比，治疗第 4 周及第 8 周，还少胶囊和氟西汀均能显著降低 HAMD 评分（$P < 0.01$）。治疗第 8 周，还少组评分分值显著低于氟西汀组，且还少组总有效率（82.9%）显著高于氟西汀组（68.6%），$P < 0.05$。说明还少胶囊具有良好临床抗抑郁作用，临床疗效优于氟西汀。

（四）合并用药

王艳丽等在"还少胶囊在抑郁症治疗中的应用研究"中报道：选取 2015 年 9 月至 2016 年 10 月在河南省新乡市第一人民医院门诊就诊的 37 例抑郁症患者作为研究对象进行研究，患者在常规治疗的基础上给予还少胶囊治疗。记录 37 例患者治疗效果，比较患者治疗前、治疗第 1 个月后和治疗第 2 个月后的 HAMD 评分变化情况。结果显示，所有患者经治疗后，痊愈者 17 例，好转者 14 例，无效者 6 例，治疗总有效率为 83.78%（31/37）；治疗第 1 个月后和第 2 个月后患者的 HAMD 评分均明显低于治疗前（$P < 0.05$）。说明还少胶囊治疗抑郁症效果明确且显著，同

时不会产生明显的中枢神经兴奋作用，安全性高，值得临床应用。

（五）小结

抑郁症初起多实证，日久易损伤心、脾、肾。肾为元阴、元阳之府，肾气虚则机能衰退，意志薄弱；脾为后天之本、气血生化之源，脾气虚则气机疲惫，精神不足；心血亏虚，血不养心，心神不安。因此抑郁症治疗在理气解郁、清火化痰的同时，更应重视补肾、健脾、养心之根本治疗，才能取得良好的效果。还少胶囊中熟地黄、山药、山茱萸、五味子、枸杞子、肉苁蓉、杜仲、牛膝、巴戟天补益脾肾；石菖蒲、远志、茯苓、大枣交通心肾，养心安神。动物研究显示，还少胶囊中巴戟天、远志、杜仲、熟地黄的单药均能改善抑郁模型动物抑郁状态，还可明显增加抑郁小鼠中枢五羟色胺和去甲肾上腺素的含量，抗抑郁效果显著。

三、还少胶囊治疗血管性痴呆的临床研究

（一）现代医学对本病的认识与治疗

1. 基本概念　血管性痴呆（vascular dementia，VaD）是脑血管病变或血管危险因素引起的脑损害所致的痴呆，患者表现出记忆、注意执行功能和语言等高级认知功能的严重受损，是血管性认知功能障碍（vascular cognitive impairment，VCI）的痴呆阶段。流行病学研究表明，65 岁以上老年人轻度认知障碍总体患病率为 20.8%，其中脑血管病和血管危险因素所致的轻度认知障碍占所有轻度认知障碍的 42.0%。我国 65 岁以上老年人血管性痴呆的患病率为 1.5%，是仅次于 AD 的常见痴呆类型。

2. 病因　脑血管病和脑血管病的危险因素均可导致血管性痴呆。包括卒中、缺血性白质病变、高龄、受教育程度低、动脉粥样硬化、高血压、血脂异常、心脏病、糖尿病、短暂性脑缺血发作病史、吸烟及肥胖等。目前认为 VaD 也与基因有关。

一般认为卒中是 VaD 发生的直接原因。研究表明，卒中后认知损害以及痴呆的发生危险显著增高。目前认为 VaD 发生与卒中的部位、数目和大小相关，尤以部位明显；脑血流下降也是引起 VaD 的重要因素。VaD 的发病机制非常复杂，是多种脑血管疾病共同导致的结果。当供应于大脑特定部位（如额叶、颞叶、边缘系统）的血管发生梗死，一方面可引起该区域的供血不足，另一方面还可因细小梗死致神经元缺血，导致该部位受损而产生痴呆。

3. 诊断要点

（1）病史：询问现病史和既往病史，重点关注认知障碍所累及的认知域，卒中

与心脑血管病史、家族史以及相关危险因素。

（2）临床表现

①认知功能显著受损并达到痴呆的标准：主要表现为执行功能显著受损，包括制定目标、计划性、主动性、组织性和抽象思维以及解决冲突的能力下降；患者可表现为注意力无法集中、行动能力下降、分析情况及与他人沟通的能力下降、无法做出决定。

②脑血管疾病症状：伴有局灶神经功能缺损，如肢体偏瘫、偏身感觉障碍、失语或言语不利、强哭强笑等。

③伴随症状：伴性格改变、焦虑抑郁等精神症状。

（3）体格检查：包括血压、体重指数、腰围、心脏、外周血管的检查等，以明确是否有脑血管病的危险因素。详细的神经系统查体用于寻找支持脑血管病的局灶体征，包括步态异常、震颤、平衡障碍、吞咽困难、假性延髓性麻痹等。

（4）辅助检查

①一般检查：包括血常规、血糖、血脂、甲状腺功能、肝功能等血液学检测。

②神经心理学评估：对可疑血管性痴呆患者，应用蒙特利尔认知评估量表（MoCA）等进行多个认知域的评估，至少包括执行功能、记忆、语言和视空间功能等四个核心认知域。还应进行日常和社会能力、精神行为状态的评估。

③神经影像学扫描：包括 CT，MRI，PET 和 SPECT 等。对所有可疑 VCI 的患者，均应进行神经影像检查，首选 MRI 检查。评估内容至少包括脑萎缩（部位与程度）；脑梗死（部位、大小、数量）；脑白质病变（范围）和脑出血（部位、大小数量）。推荐使用和国际血管性行为与认知障碍协会（VASCOG）影像学诊断标准。

4. 治疗

（1）一般治疗：针对血管性痴呆的危险因素进行干预，包括体育锻炼、健康饮食、戒烟和教育等，能降低血管性痴呆发生的风险。目前有研究提示，对高危老年人的综合干预（体育锻炼，饮食调节，认知训练及血管危险因素控制）对预防血管性痴呆有益。

（2）药物治疗

①卒中的防治：治疗卒中和认知障碍的危险因素，如治疗高血压，血脂异常、糖尿病及心脏病等；早期诊断和治疗卒中；预防卒中再发，如抗血小板聚集、抗凝治疗等。

②改善认知功能障碍：胆碱酯酶抑制剂（如多奈哌齐、加兰他敏和卡巴拉汀）和 NMDA 受体拮抗剂（美金刚）对血管性痴呆有认知功能有改善作用，但其治疗

效果有待进一步临床评价。

尼莫地平、盐酸氟桂利嗪，吡拉西坦、茴拉西坦、奥拉西坦、维生素 E、维生素 C、银杏叶制剂等可能也有一定的辅助治疗作用。

③控制精神行为症状：胆碱酯酶抑制剂与 NMDA 受体拮抗剂对精神行为症状有一定的改善作用，在使用抗精神病药物时，应充分考虑患者的临床获益和潜在风险，根据症状使用抗精神病药物。

5. 预防与调护

（1）减轻或去除危险因素，如控制血压和糖尿病，调整血脂，戒烟。

（2）保持心情舒畅，心态健康向上。

（3）卒中发生后应尽早加强功能训练，尽早对患者进行语言、认知功能的训练，促进恢复。

（4）调整生活方式，健康饮食，锻炼身体，参加社会活动、游戏等刺激大脑。

（二）中医学的认识与治疗

本病属于中医"痴呆""健忘"范畴，多因年老体虚、久病耗损、七情内伤等原因导致气血不足，肾精亏耗，脑髓失养或气滞、痰浊血瘀痹阻于脑络而成。病因病机概述如下。

1. 年迈体虚　年迈肾亏，髓海空虚，神机失用，灵机记忆减退，而成愚呆；或肾阴不足，虚火上炎，心肾不交，灼伤心阴，神明失主所致；或阴不制阳，上扰清窍，化风动血而致瘀阻脑络。

2. 久病耗损　久病伤肾，肾亏髓空而为病；或伤及脾胃，气血化生乏源，心气虚衰，精血不足，神明失养。

3. 七情内伤　忧愁思虑，肝失疏泄，气滞而血瘀，蒙蔽清窍；或木郁土壅，化湿生痰，痰浊蒙窍；或因暴怒，肝阳上亢，血随气逆，溢于脉外，瘀阻脑络。

脑为元神之府，灵机出于此，故痴呆病位在脑，与心、肝、脾、肾功能失调有关。肾主髓，髓通于脑，肾亏则脑空，与肾关系尤为密切。其基本病机为髓减脑消，神机失用，以肾精亏虚为本，痰浊瘀血内阻为标，虚实夹杂。

本病多病程缓慢进展，其病性为本虚标实，本虚以肾精气虚、肝肾精亏、脾肾不足、气血阴阳的衰少而致髓海不足为主，标实则为痰、瘀、风、火、毒。虚、痰、瘀互结阻络贯穿疾病始终。发病初期应以恢复气血功能为总治则，虚则补之，实则泻之。而后期多因前期各种病理因素导致气血肾精亏虚，髓海不充，脑消髓减而神机失用。其治疗以补肾益气为根本，同时注意实邪的兼夹，佐以理气、活血、化痰、息风。

张晶等在"还少丹加减治疗血管性痴呆54例"中，54例均为2005年12月至2008年3月南京市白下区建中中医院及南京中医药大学附属医院门诊及住院患者，随机分为治疗组和对照组。均给予阿米三嗪/萝巴新（都可喜）和尼莫地平口服，治疗组在此治疗基础上，予以还少丹加减治疗，同时选用简易智力状态检查表（MMSE）和日常生活自理能力表（ADL）测定2组患者的智力和生活能力改善情况。结果显示，2组治疗前后以及治疗组与对照组比较，均有显著性差异（$P < 0.05$）。说明还少丹可改善血管性痴呆患者智力和生活能力。

刘斯尧等在"康复结合还少丹治疗脑卒中后认知功能障碍临床观察"中，选取浙江省台州市立医院针灸推拿康复科2009年1月至2013年1月脑卒中后认知功能障碍住院患者56例，按随机数字表法随机分成治疗组和对照组，每组28例。两组均予控制血压、血糖、血脂等基础治疗（拜阿司匹林肠溶片0.1g，1天1次；氯吡格雷片75mg，1天1次），在此基础上治疗组加服还少丹加减，每天1剂，水煎分2次服，对照组加服安理申片1片，1天1次，尼膜同片1片，1天3次，两组疗程均为2个月。两组均给予康复治疗，康复前先对患者进行康复评估，确定患者康复目标，进而制定个体化的康复方案。结果显示，治疗后治疗组MMSE评分及改良Barthel指数分值较对照组显著提高（$P < 0.01$），还少丹联合常规康复治疗改善脑卒中后认知障碍及提高日常生活能力优于单纯常规康复治疗组。说明对脑卒中后认知功能障碍患者在常规康复训练的同时给予还少丹治疗有助于患者的全面康复。

（四）合并用药

许秀等在"还少丹联合多奈哌齐对血管性痴呆患者血清GSH-Px、MDA水平的影响"中，选取2018年5月至2019年6月在祈福医院神经内科、康复科门诊及住院的125例轻中度血管性痴呆患者作为研究对象，随机分为A组（65例）和B组（60例）。A组患者给予还少丹联合多奈哌齐治疗，B组患者给予多奈哌齐治疗。比较两组患者治疗前及治疗第12周的简易智力状态检查量表（MMSE）评分、日常生活活动能力（ADL）评分、血清谷胱甘肽过氧化物酶（GSHPx）、丙二醛（MDA）水平及不良反应发生情况。结果显示，治疗第12周，A组患者的MMSE、ADL评分高于本组治疗前和B组治疗第12周，差异均具有统计学意义（$P < 0.05$）；B组第12周自身治疗前后MMSE、ADL评分比较，差异无统计学意义（$P > 0.05$）。治疗第12周，A组的GSH-Px水平高于本组治疗前及B组治疗第12周，MDA水平低于治疗前及B组治疗第12周，差异均具有统计学意义（$P < 0.05$）；但B组治疗前与治疗第12周的GSH-Px、MDA水平比较差异无统计学意义（$P > 0.05$）。A组的不良反应发生率 4.62% 低于 B 组的 15.0%，差异具有统计学意义（$P < 0.05$）。说明还少丹与多奈哌齐联合应用能更快改善轻中度血管性痴呆患者认知功能，还能通过增加 GSH–Px 活性，降低 MDA 含量来抑制神经细胞凋亡，促进脑功能恢复。

余德海在"还少丹治疗脑动脉硬化轻度认知障碍 57 例"中，收集中国人民解放军第一五二中心医院 2011 年 12 月至 2014 年 12 月收治的 114 例脑动脉硬化导致的轻度认知障碍患者的临床资料，根据入院顺序随机将 114 例患者分为观察组和对照组，各 57 例，对照组采用西医西药治疗方案，观察组在对照组治疗基础上加用还少丹并辨证加减治疗，观察 2 组患者治疗效果。结果显示，经过 4 周连续治疗，2 组患者长谷川痴呆量表（HDS）评分及简易智能量表（MMSE）评分均有明显改善，但观察组患者改善程度明显优于对照组，具有统计学意义（$P < 0.05$）；观察组患者治疗有效率为 91.2%，对照组为 73.7%，二者相比，差异存在统计学意义（$P < 0.05$）。说明在常规西医治疗基础上加用还少丹加减治疗，能有效改善因脑动脉硬化导致的轻度认知障碍患者的临床症状，改善患者预后，提高患者日常生活能力，值得临床推广应用。

汪美宝等在"加味还少丹联合尼莫同片治疗 VCIND 患者 40 例"中报道：研究选取江西省中医院脑病科门诊 2010 年 7 月至 2012 年 6 月无痴呆型血管性认知功能障碍（VCIND）脾肾两虚证患者 80 例，随机分为治疗组和对照组各 40 例，对照组口服尼莫同片治疗，治疗组在口服尼莫同片基础上加用中药加味还少丹，2 组均以 3 个月为一个疗程；治疗前后采用蒙特利尔认知评估量表（MoCA）进行评分。结果显示，治疗组 MoCA 评分明显高于对照组；治疗组临床疗效（总有效率 77.50%）明显优于对照组（总有效率 66.00%）。说明中药加味还少丹治疗 VCIND 脾肾两虚证患者疗效确切。

（五）小结

血管性痴呆，其病位在脑，病机属本虚标实之证，以脾肾两虚为本，加上痰阻血瘀互为影响，三者不可截然分开，治疗必须兼顾虚、瘀、痰三者，综合权衡。还少胶囊中熟地黄、枸杞子、山茱萸补益脾肾；肉苁蓉、巴戟天、杜仲、小茴香可同补命门相火之不足，火旺则土强，恢复脾之健运；茯苓、山药、陈皮益气健脾而补后天；菖蒲、远志祛痰宣窍；怀牛膝活血化瘀。诸药合用，同补先、后天之本，标本兼治，共奏脾肾双补、化痰祛瘀之功。

四、还少胶囊治疗 Alzheimer 病的临床研究

（一）现代医学对本病的认识与治疗

1.基本概念　Alzheimer 病（Alzheimer's Disease,AD）发生于老年和老年前期，是获得性进行性认知功能障碍和行为损害为特征的中枢神经系统退行性病变，是老年人最常见的一种渐进性的神经变性疾病。临床表现为记忆障碍、失语、失用、失认、视空间能力损害、抽象思维和计算力损害、人格和行为的改变等。AD 发病率随年龄增高而增加，发达国家 65 岁以上人群患病率为 4%～8%，我国为 3%～7%，也就是说至 85 岁以后，每 3～4 位老年人中就有一名 AD 患者。

2.病因　AD 的病因尚未明确，目前认为和以下因素有关。①年龄：每增大 10 岁，患病率增加 5%。②性别：老年性痴呆患者女性多于男性。③遗传：如果一级亲属患有 AD，则患此病的风险增高。④文化程度：文化越低发生老年性痴呆的危险性越高。⑤孤独：离异独居老人较与亲属同居老人患病率高。⑥性格：性格内向型较性格外向型老人发病率高。此外，AD 的危险因素有高血压、高脂血症、糖尿病等慢性病，以及脑外伤、吸烟、睡眠不足等。

有关 AD 的发病机制，现有多种学说，其中影响较广泛的有 β 淀粉样蛋白（β-amLoid，Aβ）瀑布理论，认为 Aβ 的生成与清除失衡是导致神经元变性和痴呆发生的起始事件。另一重要的学说为 Tau 蛋白学说，认为过度磷酸化的 Tau 蛋白影响了神经元骨架微管蛋白的稳定性，从而导致神经元纤维缠结形成，进而破坏神经元及突触的正常功能。

3.诊断要点

（1）病史：询问患者的个人史，家族史，包括是否有高血压、高脂血症、糖尿病、肥胖症、脑外伤史、吸烟等。

（2）临床表现：AD 通常隐匿起病，持续进行性发展，主要表现为认知功能减退和非认知性神经精神症状。按照最新分期，AD 包括两个阶段：痴呆前阶段和痴呆阶段。

1）痴呆前阶段：主要表现为记忆力轻度受损，学习和保存新知识的能力下降，其他认知域如注意力、执行能力、语言能力和视空间能力也可出现轻度受损，但不影响基本日常生活能力，达不到痴呆的程度。

2）痴呆阶段：即传统意义上的 AD，分为轻、中、重三度。

①轻度：主要表现是记忆力障碍。首先出现的是近事记忆减退。随着病情的发展，可以出现远期记忆减退，部分患者出现视空间障碍，外出后找不到回家的路。

还会表现出人格方面的障碍，如不爱清洁、暴躁、易怒、自私多疑等。

②中度：除记忆障碍继续加重外，工作、学习新知识和社会接触能力减退，特别是原已掌握的知识和技巧出现明显的衰退。出现逻辑思维、综合分析能力减退、语言重复、计算力下降，明显的视空间障碍，还可出现失语、失用、失认等，此时患者常有较明显的行为和精神异常，性格内向的患者变得易激惹、兴奋欣快、言语增多，而原来性格外向的患者则可变得沉默寡言，对任何事情提不起兴趣；出现明显的人格改变，甚至做出一些丧失羞耻感（如随地大小便等）的行为。

③重度：此期的患者除上述各项症状逐渐加重外，还有情感淡漠、哭笑无常、语言能力丧失，以致不能完成日常简单的生活事项。终日无语而卧床，与外界逐渐丧失接触能力。四肢出现强直或屈曲瘫痪，括约肌功能障碍；常可并发全身系统疾病的症状，如肺部及尿路感染、压疮以及全身性衰竭症状等，最终因并发症而死亡。

（3）体格检查：包括反应能力、肌力和肌张力、视觉和听觉、协调能力、平衡能力等检查。

（4）辅助检查

①一般检查：血、尿常规、血生化检查，脑脊液检查淀粉样蛋白 -42（Aβ42）水平，总 Tau 蛋白和磷酸化 Tau 蛋白。

②脑电图检查：阿尔茨海默病早期脑电图改变主要是波幅降低和 α 节律减慢。少数患者早期就有脑电图 α 波明显减少，甚至完全消失，随病情进展，可逐渐出现较广泛的活动，以额、顶叶明显。晚期则表现为弥漫性慢波。

③影像学检查：CT 检查可见脑萎缩、脑室扩大。头颅 MRI 检查示双侧颞叶海马萎缩。SPECT 灌注成像和氟脱氧葡萄糖 PET 成像可见顶叶、颞叶和额叶，尤其是双侧颞叶的海马区血流和代谢降低。使用各种配体的 PET 成像技术（如 PIB-PET、AV45-PET）可见脑内的 β - 淀粉样蛋白（Aβ）沉积。

④神经心理学检查：评估认知需要从记忆功能、言语功能、定向力，应用能力、注意力，知觉（视、听、感知）和执行功能等七个领域进行。

4. 治疗　尚无特效药能治愈阿尔茨海默病或者有效逆转疾病进程，联合使用药物治疗、非药物治疗和细心护理能够减轻症状和延缓病情发展。

（1）改善认知功能：①乙酰胆碱酯酶抑制剂（AChEI）包括多奈哌齐、卡巴拉汀、石杉碱甲等，主要提高脑内乙酰胆碱的水平，加强突触传递。② N- 甲基 -D-门冬氨酸（NMDA）受体拮抗剂，例如美金刚能够拮抗 NMDA 受体，具有调节谷氨酸活性的作用，现已用于中重度阿尔茨海默病患者的治疗。③临床上有时还使用脑代谢赋活剂如奥拉西坦等。

（2）控制精神症状：很多患者在疾病的某一阶段出现精神症状，如幻觉、妄想、抑郁、焦虑、激越、睡眠紊乱等，可给予抗抑郁药物和抗精神病药物，前者常用选择性5-HT再摄取抑制剂，如氟西汀、帕罗西汀、西酞普兰、舍曲林等；后者常用不典型抗精神病药，如利培酮、奥氮平、喹硫平等。这些药物的使用原则是：低剂量起始；缓慢增量；增量间隔时间稍长；尽量使用最小有效剂量；治疗个体化；注意药物间的相互作用。

5. 预防与调护

（1）倡导健康的生活方式：锻炼身体，合理饮食，充足的睡眠，积极参加社交活动，戒烟等。

（2）控制高血压、高血脂、糖尿病等慢性疾病。

（3）对AD患者的护理要做到高质有效，其关键在于为患者营造一个安全舒适的环境。

（二）中医学的认识与治疗

本病属于中医"痴呆""健忘"范畴，其形成以内因为主，多由于年迈体虚、七情内伤、久病耗损等原因导致气血不足，肾精亏耗，脑髓失养，或气滞、痰浊、血瘀痹阻于脑络而成。病因病机概述如下。

1. 年老肾虚　肾主骨生髓而通于脑，年老肾衰，肾精日亏，不能生髓，髓海空虚，髓减脑消，则神机失用而成痴呆。此外，年老气血运行迟缓，血脉瘀滞，脑络瘀阻，亦可使神机失用而发生痴呆。

2. 情志所伤　郁怒伤肝，可致肝气郁结，肝气乘脾，脾失健运，则聚湿生痰，蒙蔽清窍，使神明被扰，神机失用而形成痴呆；肝郁日久化火，上扰神明，则性情烦乱，哭笑无常而成痴呆。思虑伤脾，脾虚则气血生化无源，气血不足，脑失所养，故神明失用；或脾虚失运，痰湿内生，清窍受蒙而致痴呆。或惊恐伤肾，肾虚精亏，髓海失充，脑失所养，皆可导致神机失用，神情失常，发为痴呆。

3. 久病耗损　患中风、眩晕等病日久，或失治误治，则耗伤正气，肝肾亏损，气血亏虚，致脑髓失养或脑窍不荣；二则久病入络，血行不畅致脑脉痹阻，清窍失养，神机失用，而发为痴呆。

本病基本病机为髓减脑消，神机失用，病位在脑，与心、肝、脾、肾功能失调相关，尤其与肾虚关系密切。病理性质属本虚标实。本虚为肾精不足、气血亏虚，标实为痰浊、瘀血痹阻脑络。

痴呆的治疗原则是补虚泻实。补虚常用补肾填髓、补益气血等以治其本，泻实常用开郁逐痰、活血通窍、平肝泻火以治其标。补虚时常酌加血肉有情之品如鹿角胶、龟甲胶、阿胶等以增强滋补功效。在扶正补虚、填补肾精的同时，应注意培补后天脾胃，以冀脑髓得充，化源得滋。而补虚切忌滋腻太过，以免损伤脾胃，酿生痰浊。此外，在药物治疗的同时，移情易性、智力训练与功能锻炼亦有助于本病的康复。

（三）临床报道

陈瑞敏等在"还少丹治疗老年期痴呆36例"中报道：研究共纳入36例老年期痴呆患者且均予以还少丹加减治疗，治疗期间停用一切西药，2个月为1个疗程，均于1个疗程后判断疗效。结果显示，显效24例，有效10例，无效2例，总有效率94.4%。本组病例治疗前有32例伴有明显的精神及情感障碍，其中强哭强笑7例，治疗后6例明显改善，1例减轻；沉默呆滞12例，治疗后6例明显改善。治疗后随着思维智能情况的改善，其腰背酸痛、头痛头晕也有好转。治疗后随着临床智能的改善，枕部 α 指数增加，异常慢波减少，低波幅及不规则 α 波均得到改善。说明还少丹加减可改善老年期痴呆患者的脑代谢，增强记忆力，提高智力，改善精神行为能力。

员晋锋等在"加用还少胶囊治疗轻度认知功能障碍临床观察"中报道：选取佛山市高明区中医院2010年1月至2013年1月肾虚髓减型轻度认知功能障碍老年住院患者76例，运用 SAS 软件进行随机分成治疗组和对照组，每组38例。两组均予控制血压、血糖、血脂等基础治疗，在此基础上治疗组加服还少胶囊（重庆三峡云海药业股份有限公司生产，国药准字 Z50020249，每粒装 0.42g）5粒，每日3次，对照组加服尼莫地平片（四川科伦药业股份有限公司生产，国药准字 H10983188）40mg，每天3次，两组疗程均为24周。结果显示，治疗组在临床疗效、证候积分、MoCA 量表积分等指标改善方面均明显优于对照组（$P < 0.01$）。说明加用还少胶囊治疗肾虚髓减型轻度认知功能障碍老年患者疗效明显。

杨芳等在"还少丹治疗脾肾亏虚型轻、中度阿尔茨海默病临床观察"中报道，选取成都中医药大学附属医院神经内科84例脾肾亏虚型轻、中度 AD 患者，按照随机数字表法分为2组。治疗组42例予还少丹（太极集团重庆桐君阁药厂有限公司，国药准字 Z50020189）9g，每日2次，对照组42例予盐酸多奈哌齐片（山东罗欣药业集团股份有限公司，国药准字 H20080381）5mg，每日1次。2组均治疗24周。治疗后2组 MMSE 评分、MoCA 评分均较本组治疗前升高（$P < 0.05$），ADAS-cog 评分、ADL 评分、CDR 评分及 SDSD 评分均较本组治疗前降低（$P < 0.05$）。2组治疗后 MMSE 评分、MoCA 评分、ADAS-cog 评分、ADL 评分、CDR 评分

组间比较差异均无统计学意义（$P > 0.05$）。治疗后治疗组 SDSD 评分低于对照组（$P < 0.05$）。说明还少丹可改善脾肾亏虚型轻、中度 AD 患者的认知功能及日常生活能力，且在改善中医证候方面优于盐酸多奈哌齐。

（四）合并用药

乔丽君等在"还少丹治疗阿尔茨海默病方证效相应的理论探析与医案举隅"中报道：结合已故国医大师郭子光教授采用还少丹治疗阿尔茨海默病的临床验案。董某，女，70岁。2013 年 8 月 7 日就诊，诊断为老年痴呆，辨证为肾虚精亏夹瘀，治宜滋补肝肾、填精益髓、活血化瘀。处方为菖蒲 15g，炙远志 10g，山药 20g，丹参 20g，法半夏 15g，熟地黄 20g，枸杞子 15g，锁阳 15g，肉苁蓉 20g，制龟甲 20g，龙骨 20g，黄芪 50g，红参 10g，炒稻芽 20g，另服中成药还少丹胶囊。复诊时，以原方略有增减，另继服中成药还少丹胶囊数月，诸症日趋于稳定。2014 年 8 月随访，经某三甲医院智力测评，记忆明显好转，生活基本自理。说明还少丹在临床早期干预 AD，延缓该病进程上具有潜在价值，具有便携、易服具有剂型优势，为临床防治 AD 提供新的思路。

（五）小结

中医学认为，AD 发病以久病耗损、年迈体虚，而致气、血、痰、瘀、郁等病邪为患，渐使脑髓空虚、脑髓失养，本虚为心、脾、肾之亏虚，标实为痰、瘀。还少胶囊中熟地黄、枸杞子、山萸肉、五味子滋养肾水而固精，可使命门之火虽补益而不亢；肉苁蓉补肾益精，入肾经血分；杜仲强志健脑，牛膝活血壮腰膝；茯苓、山药亦能补脾肾而涤湿痰；石菖蒲、远志除秽祛痰、开窍宁神，能有效改善脑循环，促进脑代谢，提高认知功能和智力，对 AD 患者有较好的疗效。

第四节　还少胶囊治疗内分泌科疾病临床研究

一、内分泌科疾病临床基础

（一）历史沿革

早在公元前 16 世纪，甲骨文中已有关于动物阉割去势的记载；战国时期的《庄子·德充符》中即有"瘿"的病名；《吕氏春秋·尽数篇》所说的"轻水所，多秃与瘿人"不仅记载了瘿病的存在，而且观察到瘿的发病与地理环境密切有关。

《灵枢·五音五味》记述了阉人丧失第二性征的临床表现，《素问·奇病论》首先提出"消渴"之名，认为五脏虚弱、过食肥甘、情志失调是引起消渴的原因，而内热是其主要病机。

汉代张仲景在《伤寒杂病论》中记载了"消渴、虚劳、水肿、血痹、痰饮、惊悸、脏躁、百合病、黑疸"等病证，并在《金匮要略》立消渴专篇讨论，且最早提出白虎加人参汤、肾气丸等治疗消渴的方药。隋代巢元方在《诸病源候论·消渴候》论述消渴的并发症说"其病变多发痈疽"，在《诸病源候论·瘿候》中，指出瘿病的病因主要是情志内伤及水土因素，认为"诸山水黑土中，出泉流者，不可久居，常食令人作瘿病，动气增患"。

中医内分泌代谢病学至唐宋金元及明清时期得到较大发展，创立了众多治疗内分泌代谢病的方剂，为后世中医内分泌代谢病学的辨证论治奠定了基础。唐代《千金要方》及《外台秘要》对消渴及瘿病的诊断和治疗已有相当认识，说"渴而饮水多，小便……甜者，皆是消渴病也"，又说"每发即小便至甜""焦枯消瘦"，并记载了数十个治疗瘿病的方剂，其中常用的药物有海藻、昆布、羊靥、鹿靥等。明代李时珍《本草纲目》明确指出黄药子有"凉血降火，消瘿解毒"的功效。明代戴思恭《证治要诀》明确提出上、中、下之分类。《证治准绳·消瘅》对三消的临床分类做了规范："渴而多饮为上消（经谓膈消），消谷善饥为中消（经谓消中），渴而便数有膏为下消（经谓肾消）。"明代陈实功《外科正宗·瘿瘤论》指出瘿瘤主要由气、痰、瘀壅结而成，采用的主要治法是"行散气血""行痰顺气""活血散坚"，该书所载的海藻玉壶汤等方，至今仍为临床所习用。

（二）病因病机

中医内分泌代谢病的病因十分复杂，不同的疾病或同一疾病的不同阶段，常呈现出不同的病因特征，概括起来，中医内分泌代谢疾病的常见病因有如下几个方面。

1. 体质因素　体质因素与内分泌代谢疾病的发生关系密切，如呆小症、侏儒症、肾上腺功能减退症等，皆可由先天禀赋不足而引起。糖尿病等许多内分泌代谢疾病亦认为与遗传和生活方式等有关。

2. 感受外邪　外邪侵袭对于内分泌代谢病的发生、发展、演变均有一定的关系。许多内分泌代谢疾病发病时常有外感病史或表现，病变过程中亦可因外邪侵袭而加重或诱发相关并发症。

3. 情志失调　突然强烈或长期持久的情志刺激，特别是现代生活和工作节奏的加快造成的心理紧张和精神压力，导致气机疏泄失常，脏腑气血功能紊乱，气血津液失于输布而凝聚成痰、瘀，而致各种内分泌代谢疾病的发生。

4.饮食不节 暴饮暴食，过食肥甘厚腻、烟酒偏嗜等，导致脾胃受损，酿成痰湿，郁而化热。

5.劳逸失度 过度劳累，肾精亏损，脏腑气血阴阳日渐衰退而致病；或过度安逸，气血津液运行受阻，痰湿、瘀血内生，也能导致肥胖症、糖尿病、高脂血症等疾病发生。

6.痰瘀药毒 外感六淫、七情内伤、饮食失调、劳逸失度、脏腑亏损等皆可导致和加剧痰浊、瘀血内阻，痰浊瘀血又可造成脏腑气血功能紊乱引发多种疾病，从而成为许多内分泌代谢病经久不愈的重要原因。

此外，水果、蔬菜，粮食、衣物、劣质化妆品、土壤、水源、空气中的不洁物质和有毒物质的渗入，手机、电脑、电视、冰箱、微波炉、空调等的不当使用，家居装修和某些有毒气体，持久而强烈的噪声刺激，药物的毒副作用，都会影响人类健康，导致药毒蓄积，引起内分泌代谢功能紊乱。

（三）治疗特点

中医治疗内分泌疾病：一是调整阴阳，损其有余，补其不足，常需结合脏腑辨证及体质特点而定，阴中求阳、阳中求阴或阴阳双补。二是调和脏腑，不能单独考虑某一脏腑的某种生理功能失常，而应注意调理病变所涉及的相关脏腑生理功能及其相互关系，虚补实泻，热清寒温，还应注意分析病势、病态，保护未病脏腑，先安未受邪之地，顾护后天，充养先天。三是调畅气血，因虚而滞者以补通之，因郁而滞者以利畅之，瘀血为患者化瘀行血，络脉不畅者给予通络，痰浊阻滞者以化痰去浊，癥瘕积聚者宜消癥散结。四是治未病，内分泌疾病多与体质、遗传、环境等因素密切相关，了解这些易感因素并采取积极有效的措施加以防范，对于控制疾病的发生和发展极为重要，做到未病先防、已病防变。

二、还少胶囊治疗糖尿病勃起功能障碍的临床研究

（一）现代医学对本病的认识与治疗

1.基本概念 糖尿病勃起功能障碍（diabetes mellitus erectile dysfunction, DMED）是以糖尿病代谢异常所致的男性阳事痿而不举，或临房时举而不坚，或坚而不久，不能进行满意的性生活为特征，是糖尿病慢性并发症之一。其发生率高，发生时间早，也可能是糖尿病的首发症状之一，症状比非糖尿病患者勃起功能障碍（erectile dysfunction, ED）严重，影响患者生活质量而又易被医生忽视。国内外报道的糖尿病患者 ED 的发病率在 35%～75%，中国 2 型糖尿病患者 ED 多中心调查协作组报道的发生率为 75.2%，此发生率比非糖尿病患者高 3 倍，发生时间平均早

10年。受中国传统文化影响，医患双方对此均关注不够，DMED 的发生率可能会更高，而且随着患者年龄增加和糖尿病病程延长，发病率和障碍程度会进一步上升。

2. 病因

DMED 的发生原因较为复杂，其中以糖尿病血管及神经并发症为关键因素，DMED 患者中约 89% 合并血管神经相关并发症。

（1）神经因素：糖尿病性神经病变在 DMED 的发生发展中起着重要的作用。糖尿病容易发生微血管病变，引起神经缺血导致周围神经和自主神经症状。持续高血糖状态可以诱导产生过量的氧自由基，进步影响神经、平滑肌和内皮功能。男性阴茎的勃起需要交感神经、副交感神经、躯体感觉和中枢神经系统等的共同参与，每一个环节都可以受到糖尿病的影响。

（2）血管因素：DMED 与大血管病变及微血管病变均有密切关系。糖尿病患者大血管发生粥样硬化可直接导致阴器血流灌注不足、微循环障碍、微血管瘤形成和微血管基膜增厚等糖尿病微血管病变，继而导致海绵体缺血、缺氧，两者协同作用，加重阴茎血管病变。

（3）内分泌因素：性激素水平异常可能是糖尿病性勃起功能障碍的病理生理机制之一。糖尿病所致的低睾酮水平可能通过降低性欲，减少海绵体血液灌注，降低阴茎组织神经型一氧化氮合酶的表达，使一氧化氮含量降低，血管舒张功能下降，从而诱发勃起功能障碍。此外，睾酮水平下降也会导致性欲降低，从而影响勃起功能。

（4）社会心理因素：社会压力和焦虑抑郁情绪是糖尿病性勃起功能障碍发生的重要影响因素。抑郁症患者的长期焦虑情绪使交感神经兴奋，释放去甲肾上腺素引起血管收缩，致血浆一氧化氮浓度降低，平滑肌内环鸟苷酸的生成减少，从而影响到海绵体的舒张，导致 DMED 的发生。

3. 诊断要点

（1）病史：包括性生活史、手术及创伤史、既往内外科疾病史、服药情况和不良嗜好等。

（2）临床表现

①勃起功能障碍症状：勃起缓慢或难以勃起，或虽然能够勃起但是因勃起的硬度不够，造成阴茎插入困难或者完全不能插入阴道，或虽然能勃起但是不能维持足够的勃起硬度，导致插入后疲软或者未射精疲软。

②糖尿病症状：糖尿病的典型症状为与高血糖相关的"三多一少"和皮肤感染、乏力、视力变化等症状和临床表现，但很多早期患者常常没有任何症状或者症

状较轻。随着疾病的发展，糖尿病患者会逐渐出现多系统损伤，并出现与并发症相关的临床症状。

（3）体格检查

①外周血管检查：注意触摸股动脉、足背动脉及阴茎背动脉的搏动强弱。

②生殖系统检查：注意阴茎大小，有无畸形和硬结，睾丸是否正常。

③神经系统检查：会阴及阴茎痛觉、触觉和温差感觉，阴茎及足趾的振动觉，球海绵体反射。

④特殊检查：夜间阴茎勃起功能检测，阴茎海绵体注射血管活性药物试验，视听性刺激勃起检测，阴茎海绵体造影等。

（4）辅助检查：应对血糖控制情况做出详细评估，同时检测睾酮、泌乳素、甲状腺素等以排除其他内分泌疾病。

4. 治疗

（1）一般治疗：主要是严格控制血糖，为基本治疗。在控制血糖的同时应尽可能避免发生低血糖反应。另外戒烟、限酒，控制血压、血脂等其他血管疾病危险因子对 ED 的治疗也有一定的作用。

（2）心理治疗：性活动的功能状况与心理活动的状况有关。勃起功能障碍在发病机制上与心理因素密切相关，因此 ED 的治疗离不开心理治疗。

（3）药物治疗

①磷酸二酯酶（PDE-5）抑制剂治疗：该类药物是目前临床治疗 ED 的首选药物，常用的药物有西地那非、他达拉非、伐地那非、阿伐那非等。

②雄激素治疗：对于血清睾酮水平降低的糖尿病 ED 患者，可考虑睾酮补充治疗。

③其他药物治疗：对口服药物无效的患者，可采用阴茎海绵体内注射疗法，常用药物有前列地尔、酚妥拉明等。对不接受注射的患者，可采用前列腺素 E1（PGE1）经尿道给药。

（4）真空勃起装置疗法：利用负压吸引血流进入阴茎海绵体，从而促使阴茎勃起的一种物理治疗方法。

5. 预防与调护

（1）消除恐惧心理，增强信心，积极配合治疗。

（2）积极控制血糖，预防和控制高血压和高血脂。

（3）保持良好的心态，规律的作息，适度的锻炼，增强体质。

（4）戒烟戒酒，合理饮食。

（5）减少体力劳动和房事的频率。

（二）中医学的认识与治疗

勃起功能障碍属于中医"阳痿"范畴，糖尿病属于"消渴"范畴。消渴所致阳痿，病因病机复杂，可简单概括为"不通则痿，不荣则痿"。病因病机概述如下。

1.禀赋不足　先天不足或恣情纵欲、房事过度，或手淫、早婚，均可造成精气虚损、命门火衰而致阳事不举。此外久病劳伤，损及脾胃，气血化源不足，可致宗筋失养而成阳痿。

2.七情失调　情志不遂，思欲过度，忧思郁怒，则肝失疏泄，宗筋所聚无能，乃成阳痿；或过思多虑，损伤心脾，气血不足，宗筋失养；或大惊卒恐，伤于心肾，气机逆乱，气血不达宗筋，不能作强，则阳事不举。

3.饮食不节　过食醇酒厚味，脾胃运化失常，聚湿生热，湿热下注肝肾，经络阻滞，气血不荣宗筋，乃成阳痿。

4.外邪侵袭　久居湿地或湿热外侵，蕴结肝经，下注宗筋，或寒湿伤阳，阳为阴遏，发为阳痿。

中医学认为消渴所致的阳痿，以肾为核心，与肝、脾、心密切相关。肝主筋，足厥阴肝经绕阴器而行；肾藏精，主生殖，开窍于二阴；脾之经筋皆聚于阴器；心乃君主之官，情欲萌动，阳事之举，必赖心火之先动。宗筋作强有赖于肝、肾、脾、心之精血濡养。

本病有虚实之分，故治疗应首辨虚实。标实者需区别气滞、湿热、血瘀；本虚者应辨气血、阴阳、虚损之差别及病变脏腑之不同。实证者，肝郁宜疏通，湿热应清利，血瘀宜活血；虚证者，肾虚宜温补并结合养精，心脾血虚当调养气血并佐以温补；虚实夹杂者需标本兼顾。

（三）临床报道

罗茂林等在"杨氏还少丹治疗糖尿病勃起功能障碍临床观察"中，将广州市荔湾区第三人民医院入选43例糖尿病勃起功能障碍的患者，在糖尿病健康教育、医学营养治疗、体育锻炼、病情监测及西药降糖药物治疗的基础上，以杨氏还少丹为主方，辨证加减治疗12周。结果显示，治疗后IIEF-5评分明显增加，临床症状普遍改善，代谢紊乱得到良好控制，对下丘脑－垂体－性腺轴功能有改善，总有效率为93%。治疗后患者肝肾功能无明显变化，治疗过程中未见明显不良反应。说明杨氏还少丹是治疗糖尿病勃起功能障碍的有效方药。

（四）合并用药

余周在"他达那非联合还少胶囊治疗糖尿病合并勃起功能障碍的疗效观察"

中，将遂宁市中心医院入选 80 例糖尿病合并勃起功能障碍（ED）的患者，随机分为联合用药组和单一用药组各 40 例。联合用药组（他达那非联合还少胶囊）和单一用药组（单用他达那非），治疗 8 周后以国际勃起功能问卷 5（IIEF-5）评估治疗的有效性，以不良反应发生率评估治疗的安全性。结果显示，治疗后联合用药组 IIEF-5 由（14.20±3.08）分上升至（19.95±3.05）分，单一用药组由（10.78±3.61）分上升至（16.81±2.54）分，两组患者的 IIEF-5 评分均有显著提高，差异均有统计学意义（P 均 < 0.001）。且联合用药组疗效显著优于单一用药组，差异也具统计学意义（$P < 0.05$）。两组不良反应发生率无明显差异。说明他达那非治疗 ED 合并糖尿病的患者，安全有效，联合还少胶囊疗效更佳。

（五）小结

糖尿病病程较长，久病必伤及肾，肾脏内寄元阴元阳，久病则肾虚精亏，真阳衰微，则宗筋无以作强，治宜温壮肾阳。但本病不宜峻补，宜微微生火，方有生化之机，忌用大温大热之品，以免耗伤肾阴，变生他邪。还少胶囊中肉苁蓉、巴戟天、杜仲、小茴香补肾助阳，熟地黄、山药善治消渴，滋阴补肾，枸杞子、楮实子平补肝肾，牛膝引血下行，引诸药力直达病所，群药相伍，药力宏专，补阳而无大辛大热之品，而是用大队填补肝肾阴精之品，使阴精充盛，而阳气自生，药证合拍，方能奏效。

三、还少胶囊治疗甲状功能减退症的临床研究

（一）现代医学对本病的认识与治疗

1. 基本概念　甲状腺功能减退症（hypothyroidism，简称甲减），是由各种原因导致的低甲状腺激素血症或甲状腺激素抵抗而引起的全身性低代谢综合征，其病理特征是黏多糖在组织和皮肤堆积，表现为黏液性水肿。按发病年龄可分为以下 3 型：①起病于胎儿或者新生儿者，称呆小病；②起病于儿童者，称幼年型甲减；③起病于成年者，称成年型甲减。

2. 病因

（1）自身免疫性疾病：最常见的是自身免疫性甲状腺炎，包括桥本甲状腺炎、萎缩性甲状腺炎等。

（2）甲状腺破坏：包括甲状腺手术、放射性碘治疗、颈部放疗等。

（3）药物：如治疗甲状腺功能亢进的硫脲类药物，治疗肝炎的干扰素，某些治疗精神疾病的药物如锂盐，还有胺碘酮、酪氨酸激酶抑制剂。

（4）垂体疾病：相对罕见，通常是由于垂体的肿瘤、淋巴细胞性垂体炎、垂体

手术、垂体放疗等导致。

（5）短暂性甲状腺炎：包括亚急性甲状腺炎甲减期、产后甲状腺炎甲减期、安静性甲状腺炎甲减期等。

（6）消耗性甲减：是因为胃肠间质肿瘤或巨大血管瘤等表达3型脱碘酶过多，导致甲状腺激素灭活或丢失过多引起的甲减。

（7）碘缺乏或过量：碘是合成甲状腺激素的原料，碘过少或过多都可能会导致甲状腺功能减退。

（8）甲状腺内的广泛病变：如淀粉样变性、血色病等。

（9）先天性原因：如基因突变导致的先天性甲减、先天性甲状腺缺如等。

3. 诊断要点

（1）病史：患者的个人史、婚育史和家族史。平时服用的药物，包括处方药、非处方药、中药、维生素或其他膳食补充剂等。

（2）临床表现：甲状腺功能减退症的临床表现取决于起病年龄。

1）成年型甲减：多数起病隐匿，进展缓慢，有时可十余年后始有典型表现。

①一般表现：易疲劳、怕冷、少汗、动作缓慢、食欲减退而体重增加。记忆力减退，智力低下，反应迟钝，嗜睡，精神抑郁。典型黏液性水肿的临床表现为：表情淡漠，面色苍白，眼睑浮肿，唇厚舌大，全身皮肤干燥、增厚、粗糙、多脱屑，毛发脱落，指甲增厚变脆、多裂纹，踝部可出现非凹陷性浮肿。

②肌肉与骨关节：肌肉无力，收缩与松弛均迟缓，暂时性肌痛，肌强直、痉挛，咀嚼肌、胸锁乳突肌、股四头肌、手部肌肉进行性萎缩。腱反射的弛缓期特征性延长。关节也常疼痛，偶有关节腔积液。

③心血管系统：心肌黏液水肿导致心肌收缩力损伤、心动过缓、心排血量下降。

④消化系统：厌食、腹胀、便秘常见，甚至发生麻痹性肠梗阻或黏液水肿性巨结肠。

⑤内分泌系统：性欲减退，男性阳痿，女性多有月经过多或闭经、不孕、溢乳等。

⑥血液系统：出现贫血。

⑦黏液性水肿昏迷：临床表现为嗜睡，低体温（＜35℃），呼吸徐缓，心动过缓，血压下降，四肢肌肉松弛，反射减弱或消失，甚至昏迷、休克、肾功能不全而危及生命，常见于病情严重者。

2）呆小病：主要表现为患儿体格、智力发育均较同龄人迟缓，起病越早病情越严重。初生时体重较重，不活泼，不主动吸奶，哭声低弱，逐渐发展为典型呆小病，表情呆钝，声音低哑，面色苍白，眼周浮肿，眼距增宽，鼻梁扁塌，唇厚流涎，舌大外伸，前后囟增大、关闭延迟，出牙、换牙延迟，身材矮小，四肢粗短，行走摇摆且呈鸭步，腹饱满膨大伴脐疝，性器官发育延迟。

3）幼年型甲减：介于呆小病与成人型之间。幼儿多表现为呆小病，但体格、智能发育迟缓和面容改变不如呆小病显著，较大儿童则和成年型相似，但伴有不同程度生长迟滞，青春期延迟。

（3）体格检查：面色发黄，轻度浮肿，皮肤干燥和发凉，头发稀少，无光泽，心动过缓，动作反应缓慢，跟腱反射弛张期延迟，嗓音嘶哑，甲状腺肿大等。

（4）辅助检查

①血清促甲状腺激素（TSH）测定：TSH 分泌增加，为原发性甲状腺功能减退症中最敏感的指标。

②血清总 T_3、T_4 测定：在临床症状不明显的部分患者中均可正常，症状明显或黏液性水肿病人 T_4、T_3 均降低，T_4 较 T_3 敏感。

③血清游离 T_3 及游离 T_4：不受血清中甲状腺球蛋白变化的影响，直接反映了甲状腺的功能状态，其敏感性和特异性均明显高于总 T_3 和 T_4。

④抗体测定：抗甲状腺球蛋白抗体（TGAb）和甲状腺过氧化物酶抗体（TPOAb）是确定原发性甲减病因的重要指标和诊断自身免疫甲状腺炎的主要指标。

⑤促甲状腺激素释放激素（TRH）测定：当 TSH 浓度升高时，注射 TRH 后，原发性甲减患者呈现 TSH 持久而过度的升高反应。而继发于垂体病变者，则 TSH 无明显升高反应。

⑥甲状腺 ^{131} 碘摄取率测定：降低。

⑦其他实验室检查：血红蛋白、血液生化，了解血糖、血脂、贫血情况。

⑧影像学检查：甲状腺彩超、同位素检查、CT 及 MRI 等影像学检查可以评价甲状腺的形态、大小及功能。

4. 治疗

甲减主要采用替代疗法，常用的制剂有合成的甲状腺激素和从动物甲状腺组织中提取的甲状腺蛋白。治疗目标是将血清 TSH 和甲状腺激素水平恢复到正常范围内，治疗的剂量取决于患者的病情、年龄、体重和个体差异。治疗应遵循开始剂量宜小，调整剂量宜慢，定期复查甲状腺功能，直到达到治疗目标。

5. 预防与调护

本病的预防极为重要，尤其对防止先天性和医源性甲减。

（1）在地方性甲状腺肿流行地区应坚持食用碘化盐，把碘的摄入量控制在合理范围。

（2）注意合理饮食，避免暴饮暴食，忌食生冷、苦寒伤胃之食物，应忌烟酒。

（3）避免精神紧张，保持心情舒畅。

（4）注意劳逸结合，应参加一些力所能及的活动，如散步、太极拳等，避免感冒。

（二）中医学的认识与治疗

本病属于中医"瘿病""虚劳""水肿"的范畴。病因病机概括如下。

1.禀赋薄弱 先天禀赋不足，或大病久病，则肾精亏虚，致五脏形体失养，脑髓失充，故见形体发育迟缓，智力发育迟滞，严重者可出现"五迟""五软"的表现。

2.饮食不节 忧愁思虑，饮食不节，损伤脾土，耗伤中气，以致脾失健运，水湿内停，气血生化乏源，或形成痰湿。

综上所述，本病的病机为脾肾阳虚，气血生化乏源，病性主要为虚证。由于阳气虚衰，不能运化水湿，推动血行，也可见痰湿、瘀血，出现虚实夹杂之证。病位主要在脾肾，涉及心、肝。治疗根据其辨证以"补气、温阳、养精"为准则，补脾气、温肾阳为治疗甲减的基本法则，所谓先后天同治，兼湿者利之，兼瘀者化之。

（三）合并用药

徐珏在"中药还少胶囊治疗甲减30例疗效观察"中，研究纳入苏州市中医医院门诊2006年至2008年就诊的60例甲状腺功能减退的患者，随机分为还少胶囊联合优甲乐组（中西药组）30例和优甲乐组（西药组）30例，治疗12周。结果显示，中西药组总有效率为93.3%，西药组总有效率为73.3%，中西药组明显优于西药组（$P < 0.015$）；治疗前2组病例的血脂均高于正常值，治疗后中西药组血清总胆固醇及甘油三酯均有明显下降，西药组虽有下降，但甘油三酯仍偏高，中西药组的血脂下降优于西药组；治疗期间无不良反应。说明还少胶囊治疗甲减安全、有效。

王娟等在"用中西医结合疗法治疗甲亢治疗后引起的甲减的疗效观察"中报道：对2010年1月至2012年5月银川市第三人民医院收治的290例甲亢治疗后引起的甲减患者的临床资料进行回顾性研究，随机分为试验组和对照组，每组各145例患者。给对照组患者使用优甲乐进行治疗，给试验组患者在使用优甲乐的基础上，加用还少胶囊进行治疗。结果显示，在试验组的145例患者中，治疗结果为痊愈者有90例，治疗结果为显效者有30例，治疗结果为有效者有23例，治疗结果为无效者有 2 例，治疗的总有效率为 98.7%。在对照组的 145 例患者中，治疗结果为痊愈者有 80 例，治疗结果为显效者有 35 例，治疗结果为有效者有 12 例，治疗结果为无效者有 18 例，治疗的总有效率为 87.6%。实验组患者治疗的总有效率明显高于对照组患者，二者相比差异具有显著性（$P < 0.05$）。说明采用还少胶囊的中西医结合疗法治疗甲亢治疗后引起的甲减疗效确切，可有效地改善患者的临床症状，而且安全可靠，此疗法值得在临床上推广使用。

（四）小结

中医学认为，甲减的发病机理是脾肾阳虚，脾失运化，肾失温煦，水湿内停，气血生化乏源，变身诸症。本病以虚为本，以补脾气，温肾阳为基本治则。还少胶囊中肉苁蓉、巴戟天、杜仲、牛膝、小茴香、山茱萸、褚实子温肾补阳，熟地黄、山药、枸杞子、五味子培补肾阴、健脾益气，先后天同补，平调阴阳，切合病机，故对甲减有良好疗效。

第五节　还少胶囊治疗肾内科疾病临床研究

一、肾内科疾病临床基础

（一）历史沿革

春秋战国时期，《黄帝内经》明确指出了肾的解剖位置和生理功能。《素问·逆调论》曰"肾者水脏，主津液"，《素问·阴阳应象大论》曰"肾生骨髓"，提出了肾对水液代谢及骨与髓的影响。该书将水肿病分为两大类，对其病因、病机、症状、治疗等作了精辟论述。《素问·六元正纪大论》指出"感于寒湿，则民病身重胕肿"，《素问·汤液醪醴论》提出了著名的水肿治疗原则"平治于权衡，去宛陈莝……开鬼门，洁净府"。

汉代张仲景《伤寒杂病论》中，有许多涉及泌尿、生殖系统疾病诊断和治疗的记载。《金匮要略·水气病脉证并治》中对水肿列专篇进行讨论，把水肿分为风水、皮水、正水、石水等，并在治则上指出"诸有水者，腰以下肿，当利小便；腰以上肿，当发汗乃愈"，并创立了越婢汤、越婢加术汤、防己黄芪汤、防己茯苓汤、真武汤、肾气丸等补肾利水的名方。

晋隋唐宋时期，对肾、泌尿系疾病的病名、病因病机、证候特点、辨证认识更加系统，对辨证和方药的研究更为深入。隋代巢元方《诸病源候论》记载"石淋者，淋而出石也。肾主水，水结则化为石，故肾客砂石"，指出石淋病源在肾，并明确提出"诸淋者，由肾虚膀胱热故也"，还首次把水肿作为各种水病的总称，认为"水病无不由脾肾虚所为"，并第一次提出"肾劳"的病名。

唐代孙思邈《备急千金要方》在继承《黄帝内经》理论与张仲景学说的基础上，又有了新的发展。其中利水法常结合辨证，配伍不同治法而用药，泻下消肿的方剂有猪苓散、中军候黑丸、麝香散、麻子煎及茯苓丸等。同时，还记载有用外治法和饮食疗法治疗水肿的经验。外治法如用灸法、摩膏法、外洗法等，疗效甚佳。食物疗法，如大豆煎与酒煎服、乌豆为末做粥等，亦有用血肉有情之品如鲤鱼、羊肺、猪肾熟制或加入药物而食者，均在调治水肿病中起到重要作用，并最早运用了导尿术。

宋代陈无择在《三因极一病证方论·水肿叙论》中提出了"原其所因，则冒风寒暑湿属外，喜怒忧思属内，饮食劳逸背于常经属不内外，皆致此疾。治之，当究其所因及诸禁忌而为治也"，分析了水肿的成因及提出了治疗的思路。严用和在《严氏济生方·水肿门》中用阴阳辨证，分治阳水和阴水。此外，宋代编制的方书中也包含了许多肾病良方，如《太平惠民和剂局方》中治淋证的八正散、五淋散、石韦散，治水肿的参苓白术散，《济生方》中治血尿的小蓟饮子等。

明代徐春甫《古今医统大全》对肾病的诊治已涉及浮肿、腰痛、淋证、尿血、癃闭、关格等。张介宾根据命门水火为五脏六腑之化源，并根据其阴阳互根、精气互生之理创制左归丸、右归丸等治命门纯虚证的方药。

清代对肾的生理和病理有了进一步的认识。例如：张璐在《张氏医通》中指出："气不耗，归精于肾而为精，精不泄，归精于肝而化清血。"周学海在《读医随笔·气血精神论》中说"髓与脑，皆精之类也"，髓的虚实与肾中阴精的充足与否关系密切。李用粹则全面概括了中医治疗水肿为具体方法，在《证治汇补·水肿》中提出："宜汗、宜下、宜渗、宜清、宜燥、宜温。"

（二）肾脏的生理特点

肾位于腰部，为肾之府，藏有先天之精，为脏腑阴阳之本，生命之源，故称为先天之本。

1. 肾藏精，主生长发育和生殖　精是构成人体的基本物质，也是人体生长发育及各种功能活动的物质基础。肾藏精是肾对肾精的闭藏作用，"肾者主蛰，封藏之本，精之处也"。

肾所藏的精包括先天之精和后天之精。先天之精是禀受于父母的生殖之精，是构成胚胎发育的原始物质。后天之精是来源于出生后摄入的食物，通过脾胃运化功能而生成的水谷之精气，藏之于肾。狭义上的肾精是指先天之精，广义上的肾精泛指构成人体和维持人体生长发育、生殖和脏腑功能活动的精微物质的统称。

《素问·上古天真论》记载"二八，肾气盛，天癸至，精气溢泻"，可以看出肾精充足，则肾气旺盛。在肾气的推动下，女子有规律地每月排卵一次，男子在交合时因肾气的鼓动而精关开启，故而排精。排精和排卵完成生殖繁衍，生命得以延续。

肾气亦有阴阳之分。肾气中物质性的、内敛的、起滋养濡润作用的物质称肾阴，即为元阴、真阴；肾气中功能性的、向外的、起到推动和温煦作用的物质称肾阳，即元阳、真阳。肾阴、肾阳乃是五脏阴阳的根本。

2. 肾主水 肾主水是指肾具有主持全身水液代谢、维持体内水液平衡的作用。《素问·逆调论》云："肾者水脏，主津液。"人体的水液代谢包括两个方面：一是将来自水谷精微，具有濡养、滋润脏腑组织作用的津液输布全身；二是将各脏腑组织代谢后的浊液排出体外。水液代谢过程的实现，主要依赖肾的气化功能。

3. 肾主纳气 肾主纳气是指肾可摄纳肺所吸入的清气，从而保证体内、外气体正常交换的作用，只有这样才能保持一定的呼吸深度。肾的纳气功能正常，则呼吸均匀和调。《类证治裁》曰："肺为气之主，肾为气之根。"

4. 肾主骨，生髓 《黄帝内经》明确提出了"肾主骨""其充在骨"。骨的生长、充实、成熟与人的生长发育及生殖密切相关，而这些发育表现的共同基础即是肾精的充足及衰退，这也是肾主骨的理论基础之一。

《灵枢·海论》说："脑为髓海。"中医学认为，骨的发育和髓的充足均赖于肾精的充盈。"肾主骨""肾生骨髓""齿为骨之余"，故凡小儿牙齿生长迟缓、成人牙齿松动或早期脱落，中医学认为均由肾精不足所致。

5. 肾之华在发 中医学认为毛发生机的根源在于肾。因为肾藏精，精能化血，精血旺盛，则毛发多而润泽，"其华在发"；肾藏精，滋养毛发，而毛发的生长也反映了内在肾精充足与否。

6. 肾开窍于耳及二阴 耳的听觉功能依赖于肾精的充养。肾精充足，则听觉灵敏；肾精不足，则出现耳鸣。

（三）病因病机

1. 六淫 六淫致病在肾病的发生发展中占有重要的地位，主要涉及风、寒、湿、热之邪。风为六淫之首，风邪伤人，易夹寒夹热，或由口鼻入侵，或由皮毛肌腠而犯肺导致水肿。"寒喜中肾"，寒邪易损伤肾中阳气，致肾脏气化功能失常而水液潴留，泛溢肌表，内充胸腹，病发水肿。久居湿地，冒雨涉水，水湿内侵，困遏脾阳，土不制水，导致肾病发生。热邪易于侵及下焦肾与膀胱，而致水液皆热，水热互结，气化失司，水道不利，发为热淋。此外，热邪煎灼肾及膀胱，尿液凝结，累积为石，发为石淋；伤及脉络，血热妄行，则发为血淋。

2 先天禀赋不足　先天禀赋不足是肾脏疾病的一个重要原因，若父母年高体弱多病，精血不足，或妊娠调摄失宜，母体阴血不足，胎儿失养，则致子女肾中精气亦虚，每遇致病因素，则易引起肾脏功能失调，肾开阖失司，气化不行，最终导致水湿内停，发为水肿，或聚湿生热化毒，进而损伤脏腑实质。

3 七情失常　"恐伤肾"，恐惧是引起肾脏损伤的主要情志因素，过度恐惧则耗伤肾精，日久肾精亏虚，肾气不足。情志失调还可引起气机紊乱，气郁化火，灼伤肾阴致肾阴不足，或者气滞血瘀，肾络受损。另外，七情亦可以通过其他脏腑间接影响肾脏导致肾脏损伤。

4 饮食失宜　饮食失调，脾失健运，气血生化乏源，后天之精无以充养先天之精，久则肾精亏虚，导致肾脏功能失调，肾藏精、主水的功能下降，终至肾虚。

5 劳逸失度　久病劳倦，或房事过度，或早婚多产，均会造成肾精流失过多继而损伤肾脏，终至肾中精气亏虚而发为疾病。久坐久卧、过度安逸则气滞，脾胃功能呆滞，经络气血瘀阻，从而引起或加重肾胜疾病。有形之邪停聚，更引气机郁滞，形成恶性循环，最终引发或加重肾病水肿。

（四）治疗特点

肾病的治疗原则为正邪兼顾、协调阴阳。肾脏病大多病位较深，病程绵长，或肾阳不足，或肾阴虚亏，故虚证较多。前人亦有"肾病多虚，有补无泻"之说，因此肾脏病多用补法。但肾病在其发展过程中由于久病居多，病机复杂，肾与它脏的关系多失协调，加之患病过程中内邪瘀滞，外邪干扰，故邪实因素亦不少。此时如用纯补之法，正虚不易复，反助火带气，使邪实更滞。故肾病之虚固当予补，而外邪亦不可不顾。故治疗上扶正与祛邪必须相辅相成，急则治标，缓则治本，据其病情轻重决定治法。

调整阴阳使之平衡，达到阴平阳秘，是阴阳学说用于肾病治疗的主要内容。肾为水火之宅，一身阴阳之根。其病证不外阴虚、阳虚、阴阳两虚。阴虚者宜滋阴；阳虚者宜温阳。但肾脏病日久，阴病多损及阳，阳病多损及阴，阴阳俱有不足。此时用药，补阳常可耗阴，滋阴又可碍阳。调理之法，当循阴阳互生互济之理。临证时当仔细辨析，协调阴阳，补其不足，损其有余，恢复人体阴阳平衡。

二、还少胶囊治疗肾病综合征的临床研究

（一）现代医学对本病的认识与治疗

1. 基本概念　肾病综合征（nephrotic syndrome，NS）为一组常见于肾小球疾病的临床症候群，表现为大量蛋白尿、低白蛋白血症、水肿及高脂血症等典型症状。

2. 病因

（1）免疫因素：免疫因素在原发性和继发性肾小球疾病中都十分重要。免疫复合物的形成可损伤肾小球滤过屏障，导致出现大量的蛋白尿。

（2）遗传因素：基因的缺陷可导致肾病综合征的发生。

（3）药物因素：有较多药物可以引起肾脏损伤，常见的有抗生素、非甾体抗炎药、降压药、抗癌药及抗风湿药物等。

（4）感染：由病毒引起的肾病越来越多，如乙肝病毒、丙肝病毒、HIV 病毒等，主要引起局灶节段性肾小球硬化。

3. 诊断要点

（1）病史：NS 起病可急可缓，也可隐匿。原发性肾病综合征常无明显病史，部分患者有上呼吸道感染等病史；继发性肾病综合征常有明显的原发疾病史。

（2）临床表现：临床常见"三高一低"的典型症状，大量蛋白尿（≥3.5g/d），低白蛋白血症（≤30g/L），水肿和高脂血症。可伴有恶心，纳差，乏力，肢节酸重，腰痛，甚至胸闷气喘、腹胀膨隆等症状。但也有仅表现为大量蛋白尿、低蛋白血症，而无明显水肿者。

（3）体格检查：患者会出现眼睑、颜面部、四肢等部位水肿，常呈凹陷性水肿，且水肿与体位有明显的关系。严重者伴胸腔积液、腹水、心包积液。伴胸腔积液可见患侧胸廓外张、呼吸音减弱、叩诊浊音或实音；心包积液时可见心尖搏动减弱或消失，心浊音界向两侧大，并随体位改变而变化，听诊心音减弱而遥远。伴腹水时腹外形隆起，叩诊移动性浊音阳性。

（4）辅助检查

①尿常规检查：单纯蛋白尿或伴镜下血尿，极少出现肉眼血尿。可见到细胞管型或大量透明管型。

②24 小时尿蛋白定量：超过 3.5g/d。

③血生化：血清白蛋白水平在 30g/L 以下。血浆中各种脂蛋白成分均增加。

④肾功能：病理改变较重或合并急性肾功能损伤时，肾功能会出现改变。

⑤肾活检：是确诊肾病综合征病理类型的金标准。

4. 治疗

（1）休息与活动：凡有严重水肿、低蛋白血症者需卧床休息。水肿消失、一般情况好转后，可起床活动。

（2）饮食治疗：给予正常量的优质蛋白（0.8～1.0）g/（kg·d），以富含必需氨基酸的动物蛋白为主，保持充足的热量，每日不应少于126～147kJ/kg；不主张患者高蛋白饮食；出现水肿表现时应使用低盐（＜3g/d）饮食；为减轻高脂血症，应少吃含油脂的食物，而多吃富含多聚不饱和脂肪酸（如植物油、鱼油），及富含可溶性纤维（如燕麦、米糠等）的食物。

（3）对症治疗

①利尿消肿：应用袢利尿剂、噻嗪类利尿剂和保钾利尿剂等，通过增加肾脏的液体输出来利尿并减轻水肿。同时监测血液中电解质含量，防止其他并发症的产生。

②减少尿蛋白及降血压：某些降血压药物，如血管紧张素转化酶抑制剂或血管紧张素受体拮抗剂，除可有效控制高血压外，还可以减少尿中蛋白质的释放量。应用时所用剂量一般应比常规降压剂量大，才能获得良好疗效。

③降血脂治疗：一般而言，存在高脂血症的肾病综合征患者，其发生心血管疾病的风险增高，可考虑给予降脂药物治疗，如他汀类药物，可以有效控制血脂，治疗高脂血症。

（4）药物治疗

①糖皮质激素：主要起到抗炎作用，减轻急性炎症时的渗出，是主要的治疗药物。常用药物为泼尼松，使用原则和方案：起始足量，缓慢减药，长期维持。水肿严重有肝功能损害或泼尼松疗效不佳时，可更换为泼尼松龙口服或静脉滴注。

长期应用激素的患者可出现感染、药物性糖尿病、骨质疏松等不良反应，少数病例还可能发生股骨头无菌性缺血性坏死，需加强监测，及时处理。

②细胞毒性药物：包括环磷酰胺、硫唑嘌呤、长春新碱等，适用于激素治疗无效，或激素依赖型。对于反复发作型，可以作为协助治疗。

③环孢素A、他克莫司。

5. 预防与调护

（1）NS患者有明显水肿和高血压时需卧床休息，水肿基本消退、血压平稳后，可以适当地活动。

（2）病情基本缓解后，可适当增加活动量，以增强体质及抵抗力，预防感冒。

（3）避免过度劳累，以免加重病情或使病情反复。

（4）饮食以清淡易消化为宜，水肿甚时应限制盐和水的摄入。

（二）中医学的认识与治疗

本病属中医"水肿""腰痛"等范畴，大多有水肿的临床表现，故临证多以水肿而论。水肿的发病主要是由肺、脾、肾三脏功能失调、水液代谢失常，导致膀胱气化无权，三焦水道失畅，水液停聚而成本病。病因病机概述如下。

1. 风水相搏　风寒或风热之邪外袭肌表，内舍于肺，肺失宣降，水液不能敷布，以致风遏水阻，风水相搏，流溢肌肤而成本病。

2. 疮毒浸淫　痈疡疮毒，未能清解消透，疮毒内归脾肺，脾失运化，肺失宣降，三焦水道失畅，水液溢于肌肤而成本病。

3. 水湿浸渍　久居湿地，冒雨涉水等，致湿邪内浸，脾为湿困，运化失司，水湿不运，泛于肌肤而成本病。或长期居处寒湿，伤及元阳。以致肾失开阖，气化失常，水湿停聚而成本病。

4. 湿热内蕴　感受湿热之邪或湿邪日久郁而化热，影响脾的转输。湿热内蕴，充斥内外而发病。

5. 脾虚湿困　素体脾虚、烦劳过度、饥饱失宜等导致脾失健运，不能运化水湿，泛滥于肌肤而发病。

6. 肾阳衰微　禀赋不足、房劳过度、病久不愈等均能导致肾阳虚衰，不能化气行水，致水湿上泛而成本病。

本病的基本病机为脾肾亏虚，由于脾肾亏虚，脾失转输，肾失气化，水湿停滞泛滥肌肤形成水肿；脾虚不能升清，肾虚不能藏精，精微外泄而出现大量蛋白尿；脾虚气血生化不足，肾虚精不足以化血，出现低蛋白血症；因水湿停滞，气机受阻，导致津凝湿聚，血行迟缓，痰瘀内生，出现高脂血症。

水湿是贯穿本病病程始终的病理产物。发汗、利尿、泻下逐水是水肿治疗的三条基本原则。具体而言，应视阳水、阴水之不同而异。阳水以祛邪为主，可采用发汗、利水或攻逐，同时配合解毒祛湿、理气化湿等法；阴水当以扶正为主，健脾温肾、益气养阴，同时配以行气、活血、利水等法。对于虚实夹杂者，则当兼顾，须视患者的体质、病邪情况、水肿程度，采取先支后补或攻补兼施。

（三）临床报道

陈萱等在"还少胶囊对激素治疗肾病综合征的减毒增效作用研究"中，选取2014年9月至2015年4月淮安市第一人民医院肾病科门诊和住院就诊的60例原发性肾病综合征（PNS）的患者，随机分为治疗组30例和对照组30例，治疗12周。对照组给予醋酸泼尼松片减量治疗，治疗组在对照组治疗基础上加服还少胶囊。两组患者均连续服药 6 个月。结果显示，治疗组 24 小时尿蛋白定量，血浆白蛋白、甘油三酯（TG）、总胆固醇（TC）等改善明显优于对照组（$P < 0.05$）；治疗组不良反应的发生率及复发率较对照组显著降低（$P < 0.05$）。说明还少胶囊在激素治疗肾病综合征中能提高激素疗效，减轻激素副作用。

（四）小结

中医学认为，肾阳不足，肾主水的生理功能失司，则水湿代谢失常而出现水肿；肾封藏失司，精微失藏，随尿而泄，则尿中出现蛋白。此外，肾病综合征常长时间使用激素，特别是在激素"减量"和"维持"阶段，患者常呈肾阳亏虚的证候，因此肾病综合征在治疗上要始终重视固护肾阳。还少胶囊中巴戟天、肉苁蓉、杜仲、小茴香能补水中之火，温肾中之阳，故能明显改善临床症状，减少激素撤减过程中的复发，增强机体免疫力。

参考文献

[1] 秦德怀，王文杰，秦素 . 还少胶囊治疗少弱精子症临床疗效研究 [J]. 中国药业，2017，26（23）：42-44.

[2] 杨长海，孙中义，王波，等 . 还少胶囊治疗少弱精子症的多中心临床观察 [J]. 中华男科学杂志，2018，24（7）：635-639.

[3] 郭博达，曾银，郭军，等 . 还少胶囊对奥硝唑诱导的弱精子症模型大鼠生殖功能损伤的保护机制研究 [J]. 中华男科学杂志，2020，26（5）：446-451.

[4] 唐健生 . 还少胶囊治疗少弱精子症患者的安全性和有效性观察 [J]. 中国医药科学，2019，9（23）：83-85，217.

[5] 谢昌强 . 用还少胶囊联合十一酸睾酮治疗弱精子症的疗效研究 [J]. 当代医药论丛，2016，14（10）：95-96.

[6] 张鹤云，李健，赵云，等 . 还少胶囊联合左卡尼汀治疗少、弱、畸精子症的疗效观察 [J]. 中华男科学杂志，2018，24（1）：67-71.

[7] 卫海 . 还少胶囊治疗少弱精子症的临床疗效观察 [J]. 辽宁医学杂志，2016，30（1）：75-76.

[8] 李双贵，刘雅蓉 . 加味还少丸治疗男性不育症 150 例 [J]. 湖北中医杂志，1991，（1）：10.

[9] 于凤娟，王莹，郑艳辉，等 . 还少丹配伍锌硒宝治疗男性不育症的临床观察 [J]. 黑龙江医学，2002（7）：531.

[10] 齐凤. 还少胶囊联合强的松及抗生素治疗男性免疫性不育症 [C]. 世界中医男科学术大会暨世界中医药学会联合会第三届男科学术大会. 中华中医药学会第九届男科学术大会. 国际中医男科学会第五届学术大会，2009：254-258.

[11] 韩冰，孙兴亮，郭彬. 还少胶囊为主治疗精液液化异常 50 例 [J]. 中国民间疗法，2010，18（4）：43-44.

[12] 耿强，傅强，张春和，等. 还少胶囊治疗脾肾两虚型勃起功能障碍的多中心临床疗效观察 [J]. 中华男科学杂志，2019，25（8）：730-733.

[13] 叶坪，陈仕友. 针刺联合还少胶囊治疗勃起功能障碍疗效观察 [J]. 实用中医药杂志，2017，33（1）：21.

[14] 王帅，张开翔. 还少胶囊联合十一酸睾酮软胶囊治疗男性勃起功能障碍临床疗效观察 [J]. 医学信息，2018，31（1）：142-144.

[15] 孙志兴，黄健，王庆. 还少胶囊加枸橼酸西地那非治疗中老年勃起功能障碍疗效观察 [J]. 辽宁中医药大学学报，2008（8）：101-102.

[16] 姚佳沛. 复方利多卡因乳膏联合还少胶囊治疗早泄临床研究 [J]. 中华男科学杂志，2009，15（7）：656-657.

[17] 吴小伟，曾玉燕. 还少胶囊联合盐酸帕罗西汀治疗早泄临床观察 [J]. 实用中医药杂志，2019，35（1）：80-81.

[18] 沈鹤军，景涛. 太极拳锻炼联合还少胶囊对心理性勃起功能障碍患者勃起功能及性激素水平的影响 [J]. 中医杂志，2012，53（13）：1129-1132.

[19] 曹鑫. 复方玄驹胶囊治疗肾阳虚型男性性欲低下的疗效观察 [D]. 广州：广州中医药大学，2014.

[20] 俞旭君，高庆和. 慢性前列腺炎中西医结合多学科诊疗指南 [J]. 中华男科学杂志，2020，26（4）：369-376.

[21] 谢作钢，姚憬，蔡德康，等. 还少丹治疗中老年睾酮部分缺乏征临床研究 [J]. 浙江中西医结合杂志，2005，15（12）：734-735.

[22] 邹继红，陈甸英，翟卫中，等. 老年男子雄激素缺乏治疗研究 [J]. 中国老年学杂志，2001，（5）：346-347.

[23] 李雨根，邓显忠，龚志勇，等. 还少胶囊联合十一酸睾酮治疗男性迟发性性腺功能减退的临床效果研究 [C]. 中国中西医结合学会男科专业委员会. 首届男性大健康中西医协同创新论坛暨第三届全国中西医结合男科青年学术论坛论文集. 中国中西医结合学会男科专业委员会：中国中西医结合学会，2019：366.

[24] 张园园. 中医序贯疗法治疗肾阳虚型不孕症效果观察 [J]. 中医临床研究，

2015, 7（30）: 16-17.

[25] 杨兆荣. 还少胶囊联合克罗米芬治疗无排卵性不孕症 48 例 [J]. 现代医院, 2016, 16（3）: 376-377, 380.

[26] 何文杰. 还少胶囊联合胎盘组织液治疗未破裂卵泡黄素化综合征不孕的临床疗效 [J]. 中国计划生育学杂志, 2016, 24（9）: 627-628.

[27] 宗岩, 刘枚, 李燕, 等. 还少胶囊联合克罗米芬治疗脾肾两虚型排卵障碍性不孕症临床疗效观察 [J]. 辽宁中医药大学学报, 2015, 17（7）: 18-20.

[28] 傅旭峰, 杨幼易. 抗心磷脂抗体阳性的治疗对子宫动脉血流动力学的影响 [J]. 现代中西医结合杂志, 2013, 22（29）: 3259-3260.

[29] 袁成英. 还少胶囊治疗月经病的体会 [J]. 医药前沿, 2017, 7（15）: 358-359.

[30] 张华, 吴德明, 沈冰冰. 还少胶囊为主治疗卵巢早衰 50 例疗效观察 [J]. 湖南中医杂志, 2014, 30（10）: 60-61.

[31] 沈琳, 张滢. 还少胶囊联合戊酸雌二醇片/雌二醇环丙孕酮片复合包装治疗卵巢早衰的临床研究 [J]. 现代药物与临床, 2018, 33（4）: 916-920.

[32] 刘淑杰, 吴跃军. 还少汤加减在妇科临床中的运用体会 [J]. 中国中医药信息杂志, 2011, 18（7）: 86.

[33] 丁建伟. 还少丹治疗围绝经期综合征 126 例 [J]. 河北中医药学报, 2003（1）: 20, 36.

[34] 王建国. 还少胶囊治疗女性更年期综合征 65 例 [J]. 湖南中医杂志, 2011, 27（1）: 61-62.

[35] 辜卫红, 刘成全. 中重度围绝经期综合征患者不同治疗方法的临床分析 [J]. 中国综合临床, 2015, 31（9）: 852-856.

[36] 吕伯中. 还少胶囊联合丹黄祛瘀胶囊治疗慢性盆腔炎 48 例临床观察 [J]. 河北中医, 2013, 35（11）: 1689-1691.

[37] 陈宁红, 王书礼, 王钰. 还少胶囊抗抑郁的临床研究 [J]. 南京中医药大学学报, 2010, 26（6）: 471-472.

[38] 王艳丽, 王清秀. 还少胶囊在抑郁症治疗中的应用研究 [J]. 陕西中医, 2017, 38（4）: 415-416.

[39] 张晶, 张彪. 还少丹加减治疗血管性痴呆 54 例 [J]. 南京中医药大学学报, 2008（6）: 424-425.

[40] 刘斯尧, 林彬, 金彩君, 等. 康复结合还少丹治疗脑卒中后认知功能障碍

第四章 临床应用

临床观察 [J]. 浙江中西医结合杂志，2014，24（8）：690-692.

[41] 许秀，张中平，江潭耀，等. 还少丹联合多奈哌齐对血管性痴呆患者血清 GSH-Px、MDA 水平的影响 [J]. 中国现代药物应用，2020，14（4）：182-184.

[42] 余德海. 还少丹治疗脑动脉硬化轻度认知障碍 57 例 [J]. 中国中医药现代远程教育，2016，14（8）：87-88.

[43] 汪美宝，张卫华. 加味还少丹联合尼莫同片治疗 VCIND 患者 40 例 [J]. 江西中医药，2013，44（4）：44-46.

[44] 陈瑞敏，李知文. 还少丹治疗老年期痴呆 36 例 [J]. 山东中医杂志，1997，（6）：16.

[45] 员晋锋，邵毓薇，谢文堂，等. 加用还少胶囊治疗轻度认知功能障碍临床观察 [J]. 广西中医药大学学报，2013，16（4）：14-15.

[46] 杨芳，杨雪萍，徐月，等. 还少丹治疗脾肾亏虚型轻、中度阿尔茨海默病临床观察 [J]. 河北中药，2020，42（4）：538-541.

[47] 乔丽君，李炜弘，陈卫银，等. 还少丹治疗阿尔茨海默病方证效相应的理论探析与医案举隅 [J]. 中国中医药现代远程教育，2019，17（4）：92-94.

[48] 罗茂林. 杨氏还少丹治疗糖尿病勃起功能障碍临床观察 [J]. 四川中医，2009，27（4）：65-67.

[49] 余周. 他达那非联合还少胶囊治疗糖尿病合并勃起功能障碍的疗效观察 [C]. 中国中西医结合学会男科专业委员会. 首届男性大健康中西医协同创新论坛暨第三届全国中西医结合男科青年学术论坛论文集. 中国中西医结合学会男科专业委员会：中国中西医结合学会，2019：281.

[50] 徐珏. 中药还少胶囊治疗甲减 30 例疗效观察 [J]. 黑龙江中医药，2011，40（2）：24-25.

[51] 王娟，张媛媛. 用中西医结合疗法治疗甲亢治疗后引起的甲减的疗效观察 [J]. 求医问药（下半月），2013，11（9）：304-305.

[52] 陈萱，谢雄伟，陈敏，等. 还少胶囊对激素治疗肾病综合征的减毒增效作用研究 [J]. 湖北中医药大学学报，2016，18（4）：82-85.